OHNE HAARE

MINISTRY OF CULTURE
CZECH REPUBLIC

This publication has been supported by the
Ministry of Culture of the Czech Republic.

ISBN 978-3-905574-68-5

Tereza Drahoňovská
Štěpánka Jislová

OHNE HAARE

Kommode
Verlag

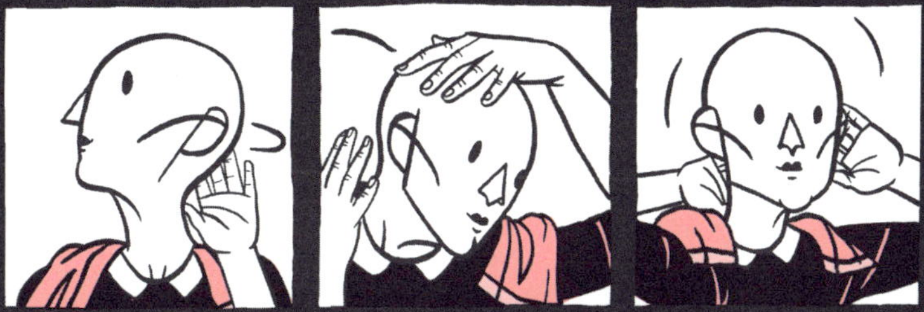

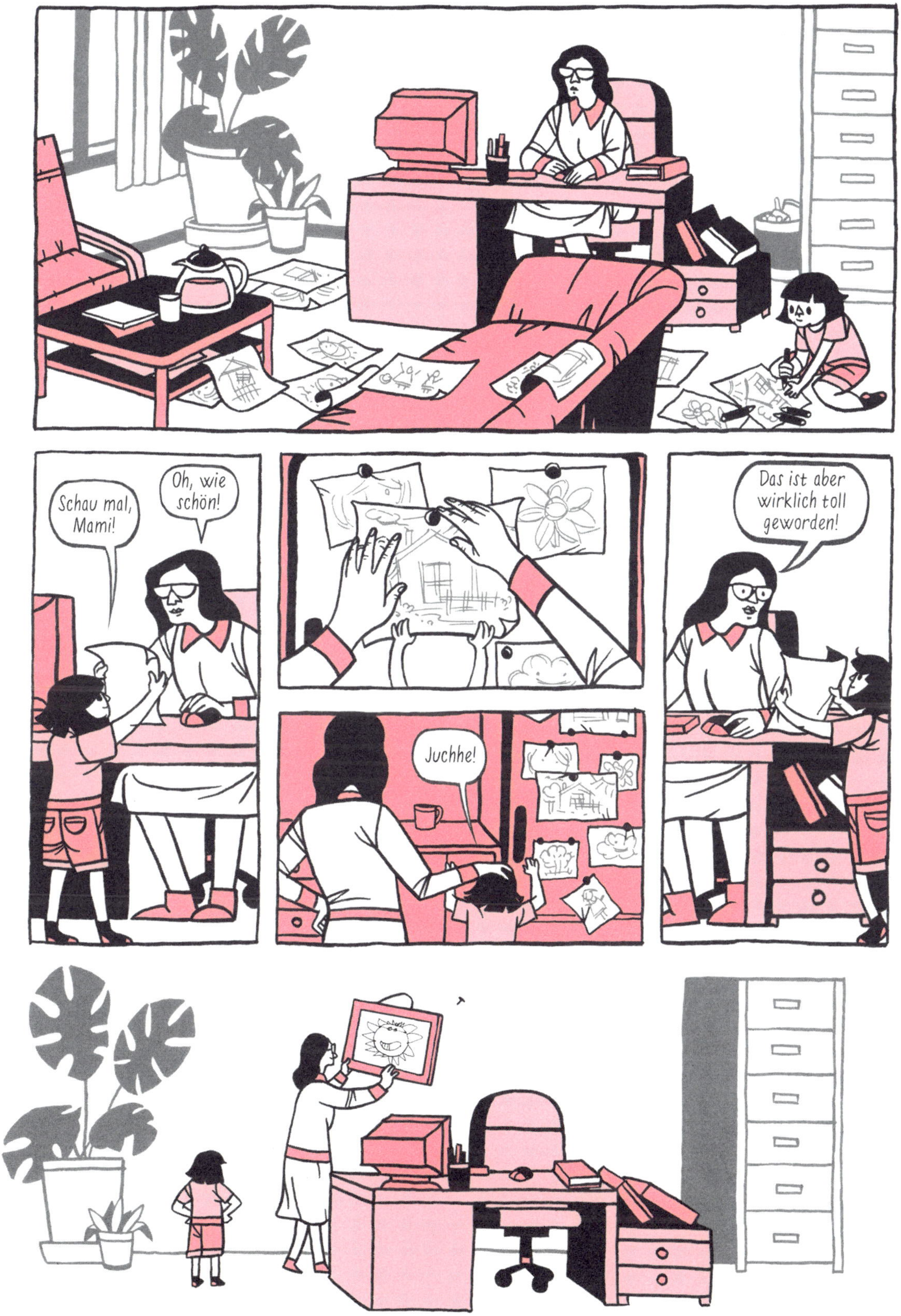
Schau mal, Mami!
Oh, wie schön!
Juchhe!
Das ist aber wirklich toll geworden!

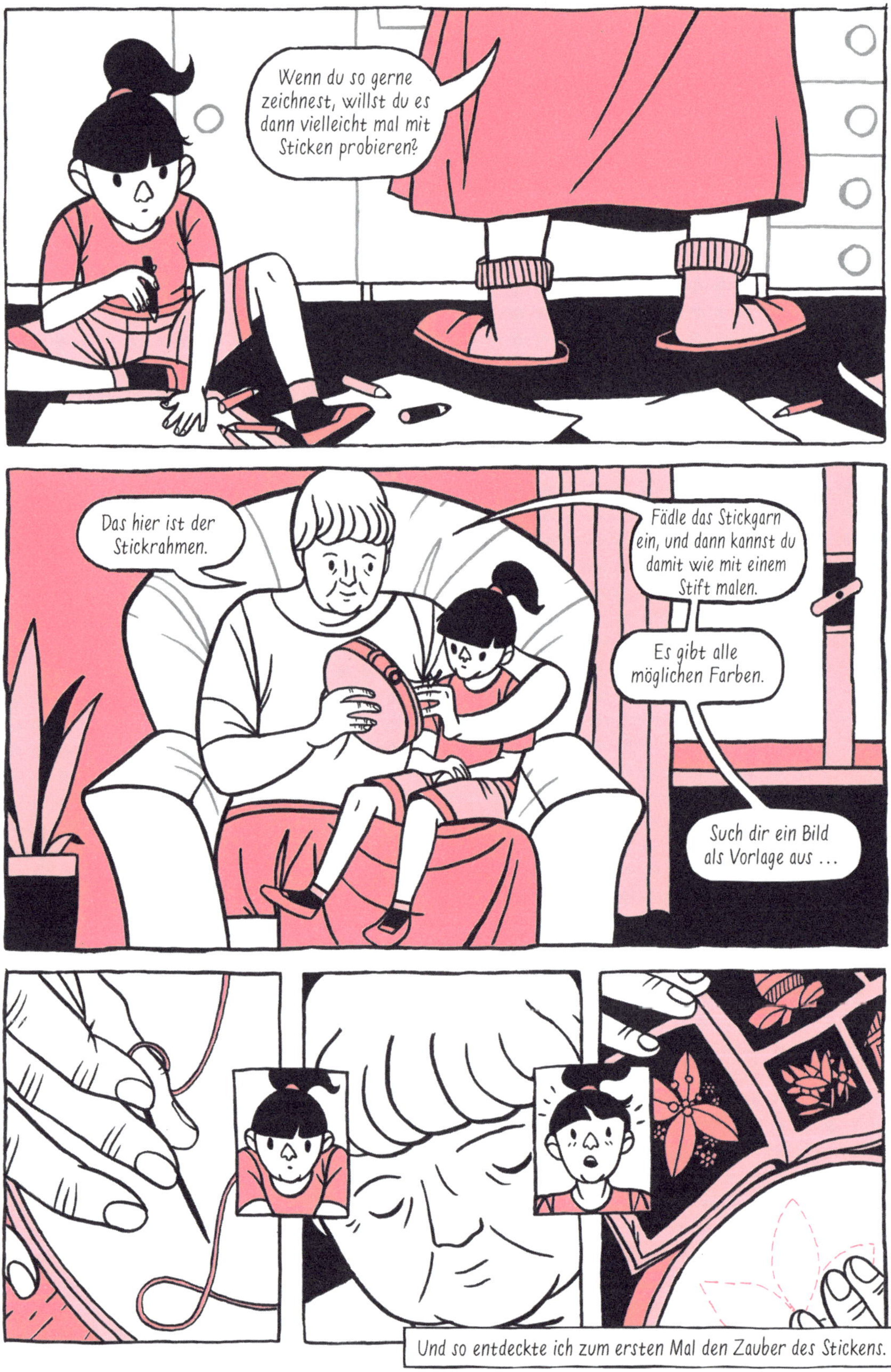
Wenn du so gerne zeichnest, willst du es dann vielleicht mal mit Sticken probieren?
Das hier ist der Stickrahmen.
Fädle das Stickgarn ein, und dann kannst du damit wie mit einem Stift malen.
Es gibt alle möglichen Farben.
Such dir ein Bild als Vorlage aus …
Und so entdeckte ich zum ersten Mal den Zauber des Stickens.

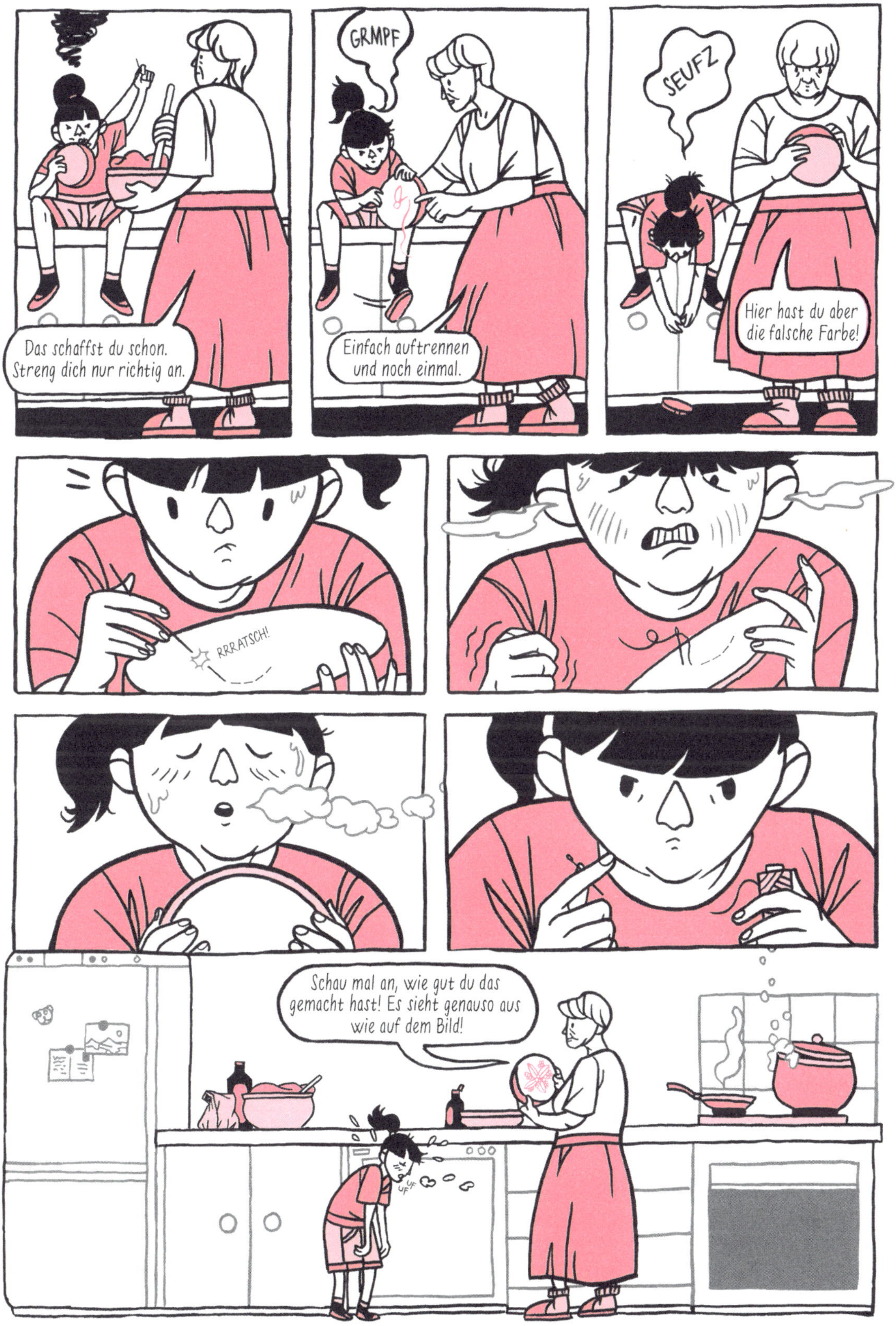
Das schaffst du schon. Streng dich nur richtig an.
GRMPF
Einfach auftrennen und noch einmal.
SEUFZ
Hier hast du aber die falsche Farbe!
RRRATSCH!
Schau mal an, wie gut du das gemacht hast! Es sieht genauso aus wie auf dem Bild!
UF UF

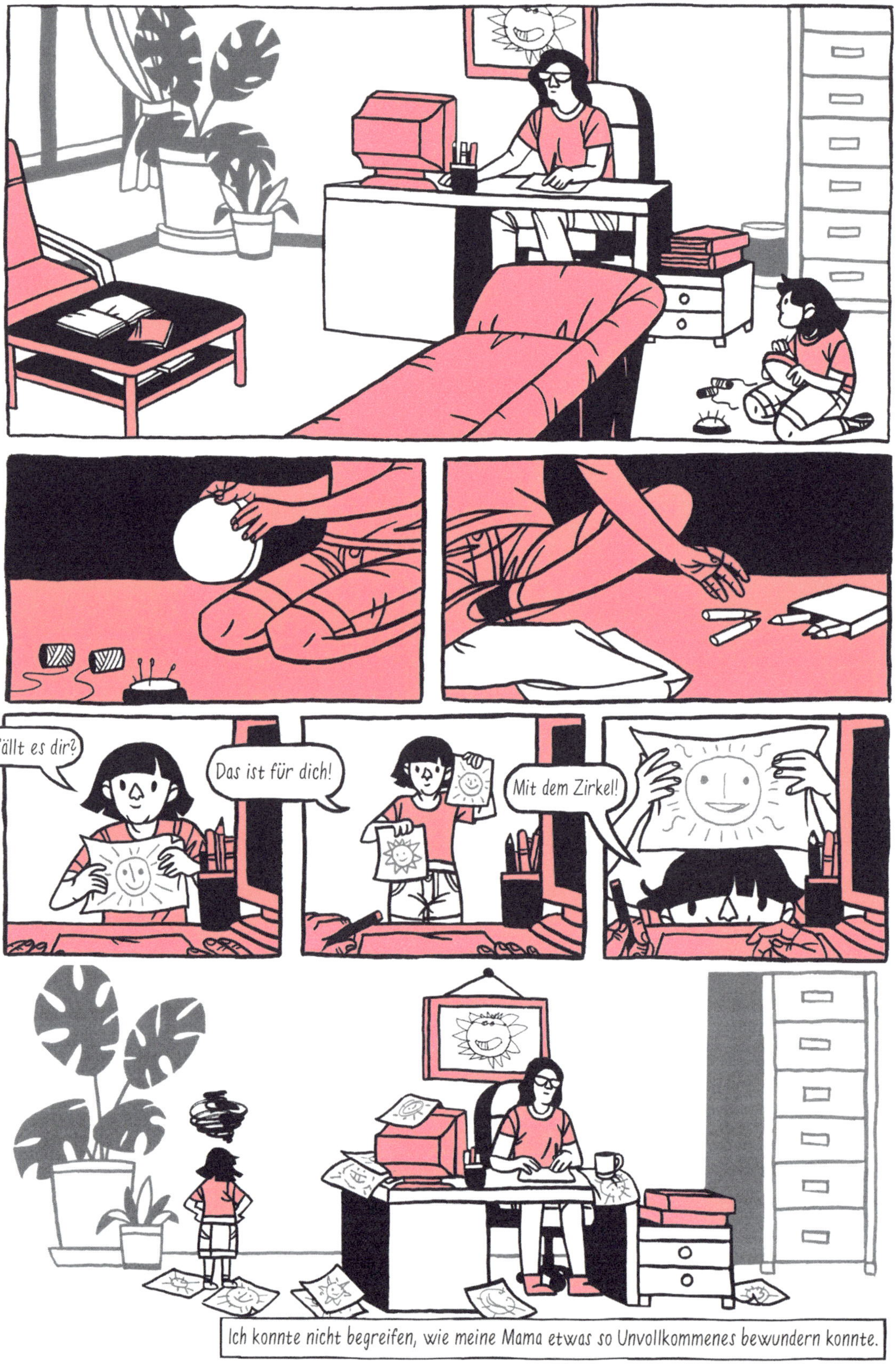
Gefällt es dir?
Das ist für dich!
Mit dem Zirkel!
Ich konnte nicht begreifen, wie meine Mama etwas so Unvollkommenes bewundern konnte.

Text
Tereza Drahoňovská

Illustrationen
Štěpánka Jislová

OHNE HAARE

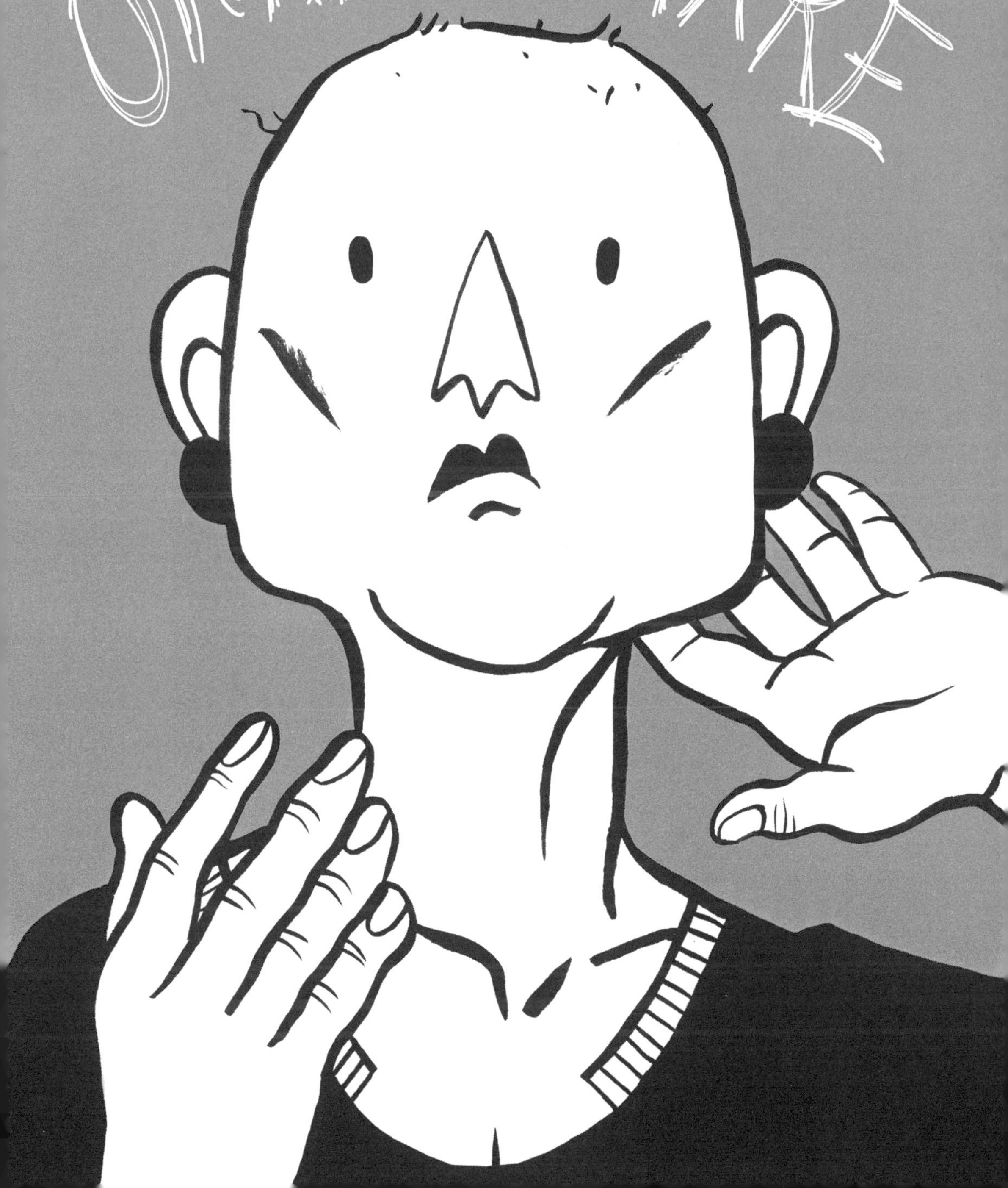

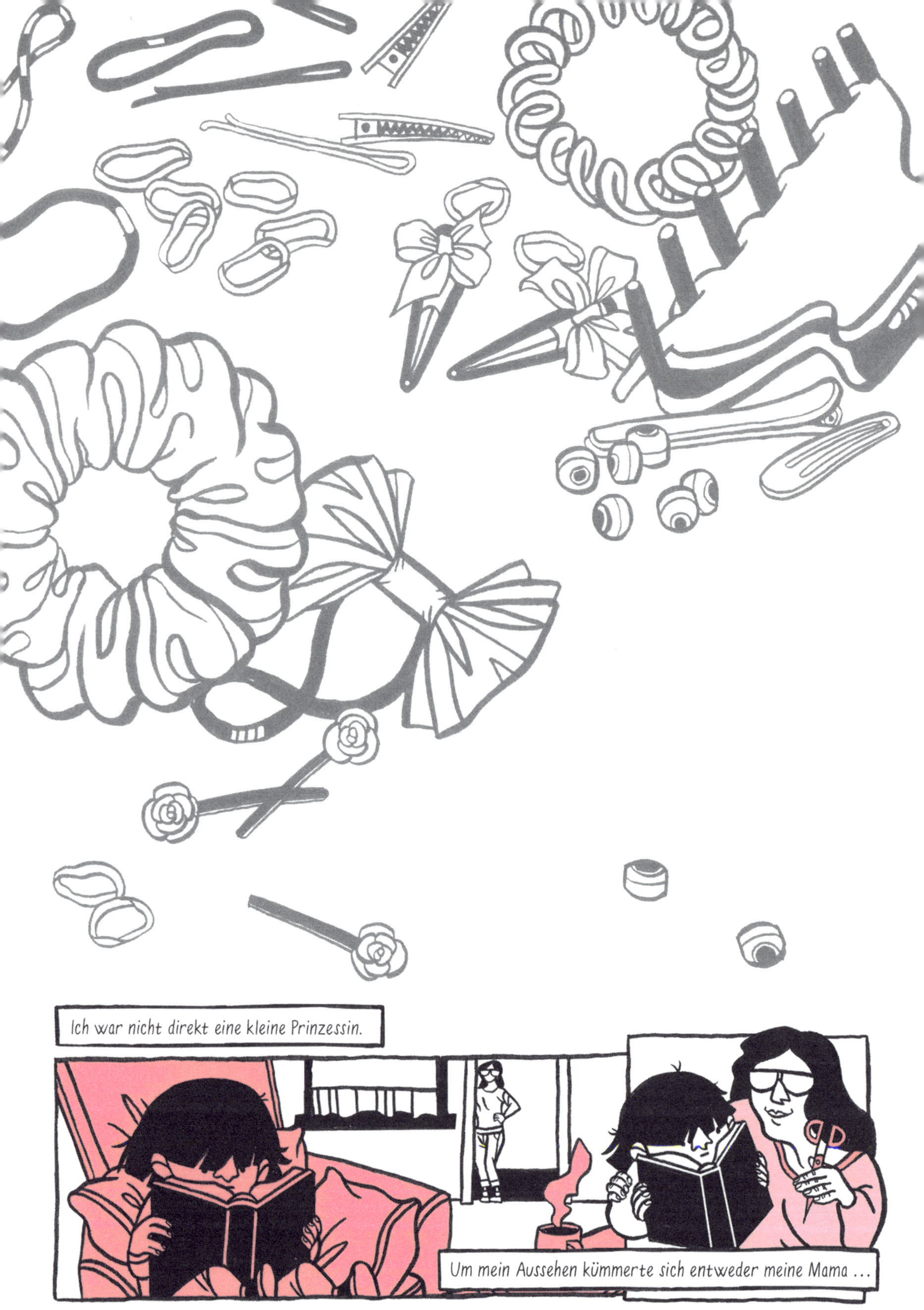
Ich war nicht direkt eine kleine Prinzessin.
Um mein Aussehen kümmerte sich entweder meine Mama …

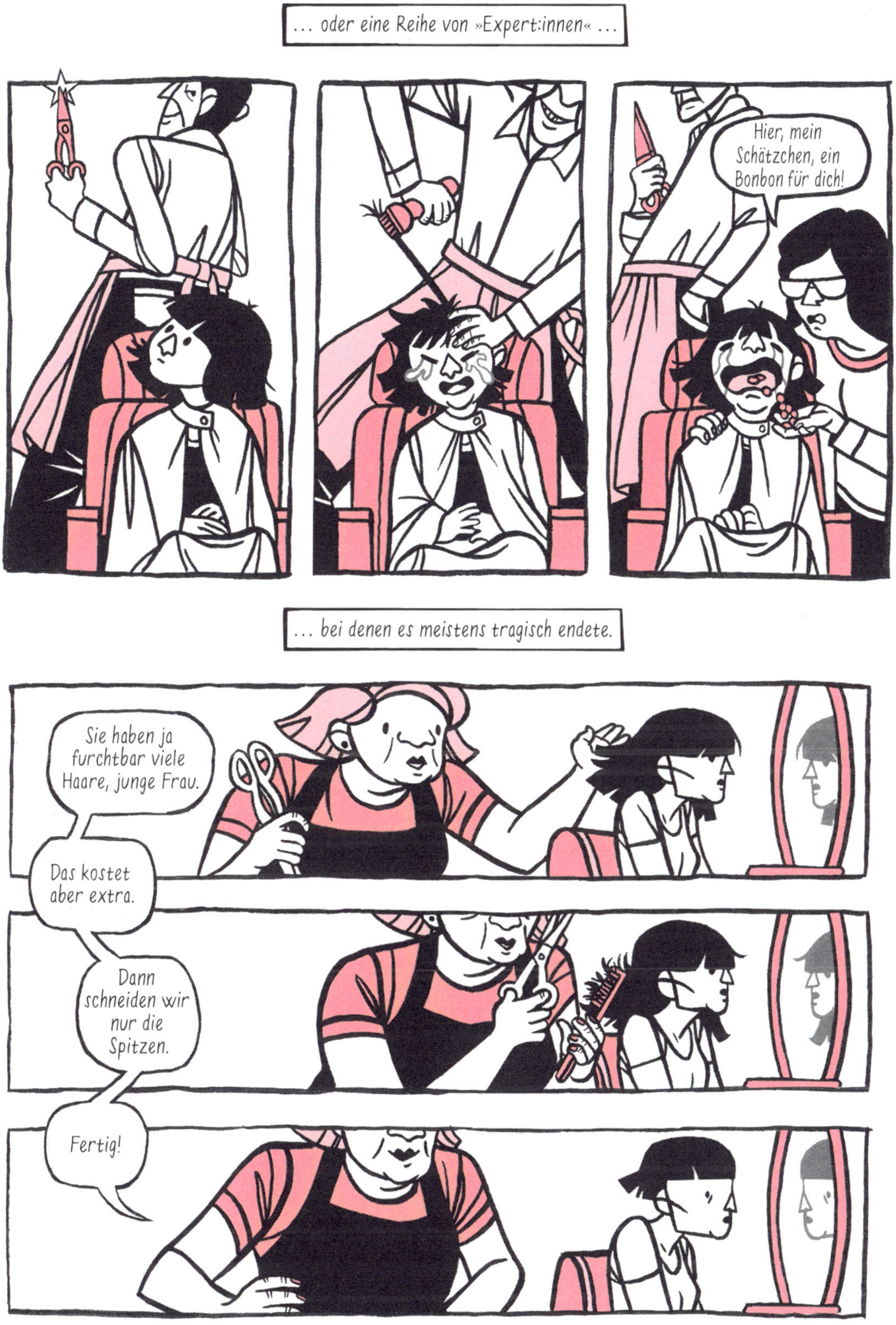
… oder eine Reihe von »Expert:innen« …
Hier, mein Schätzchen, ein Bonbon für dich!
… bei denen es meistens tragisch endete.
Sie haben ja furchtbar viele Haare, junge Frau.
Das kostet aber extra.
Dann schneiden wir nur die Spitzen.
Fertig!

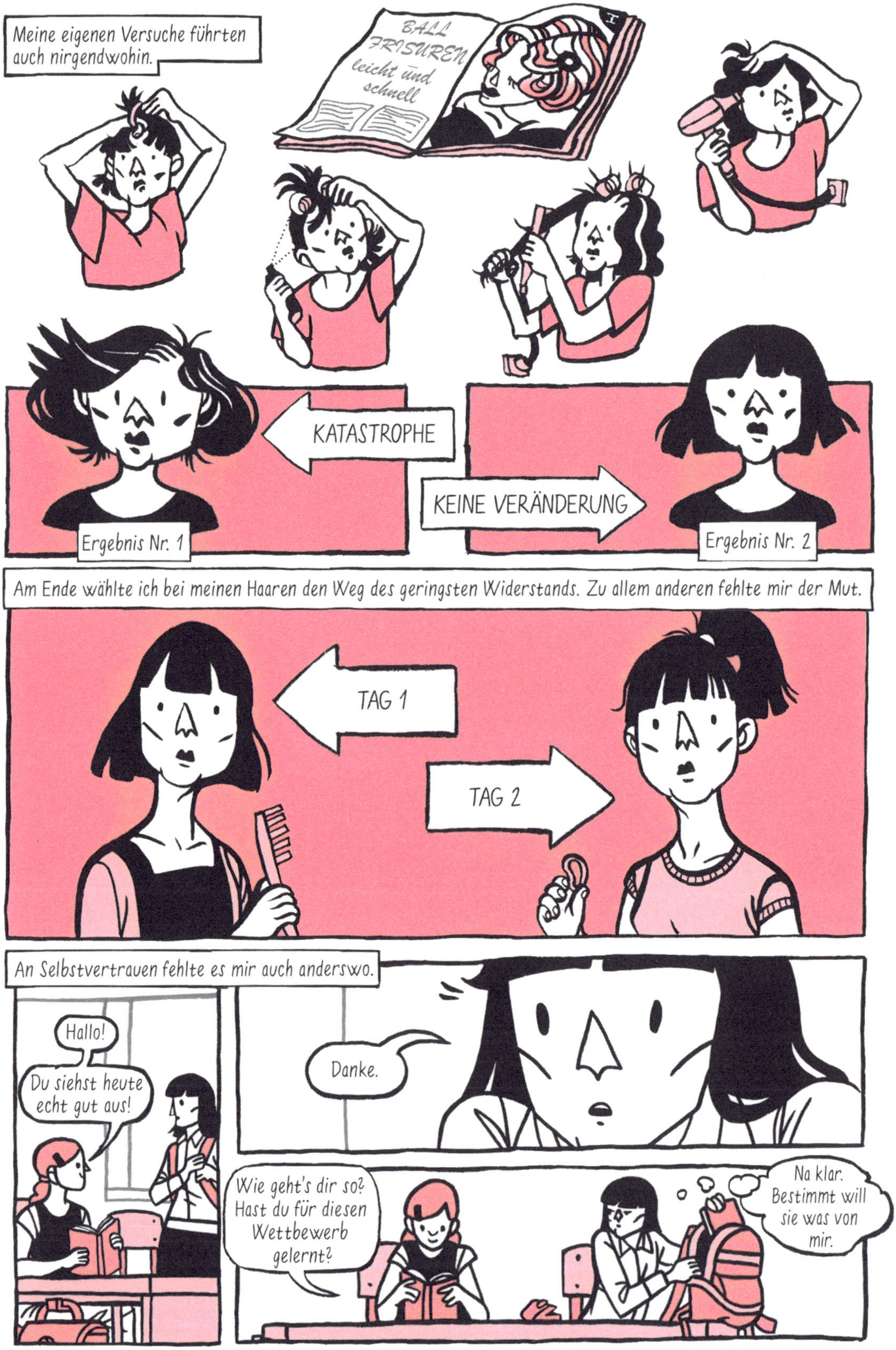
Meine eigenen Versuche führten auch nirgendwohin.
BALL FRISUREN leicht und schnell
KATASTROPHE
Ergebnis Nr. 1
KEINE VERÄNDERUNG
Ergebnis Nr. 2
Am Ende wählte ich bei meinen Haaren den Weg des geringsten Widerstands. Zu allem anderen fehlte mir der Mut.
TAG 1
TAG 2
An Selbstvertrauen fehlte es mir auch anderswo.
Hallo!
Du siehst heute echt gut aus!
Danke.
Wie geht's dir so? Hast du für diesen Wettbewerb gelernt?
Na klar. Bestimmt will sie was von mir.

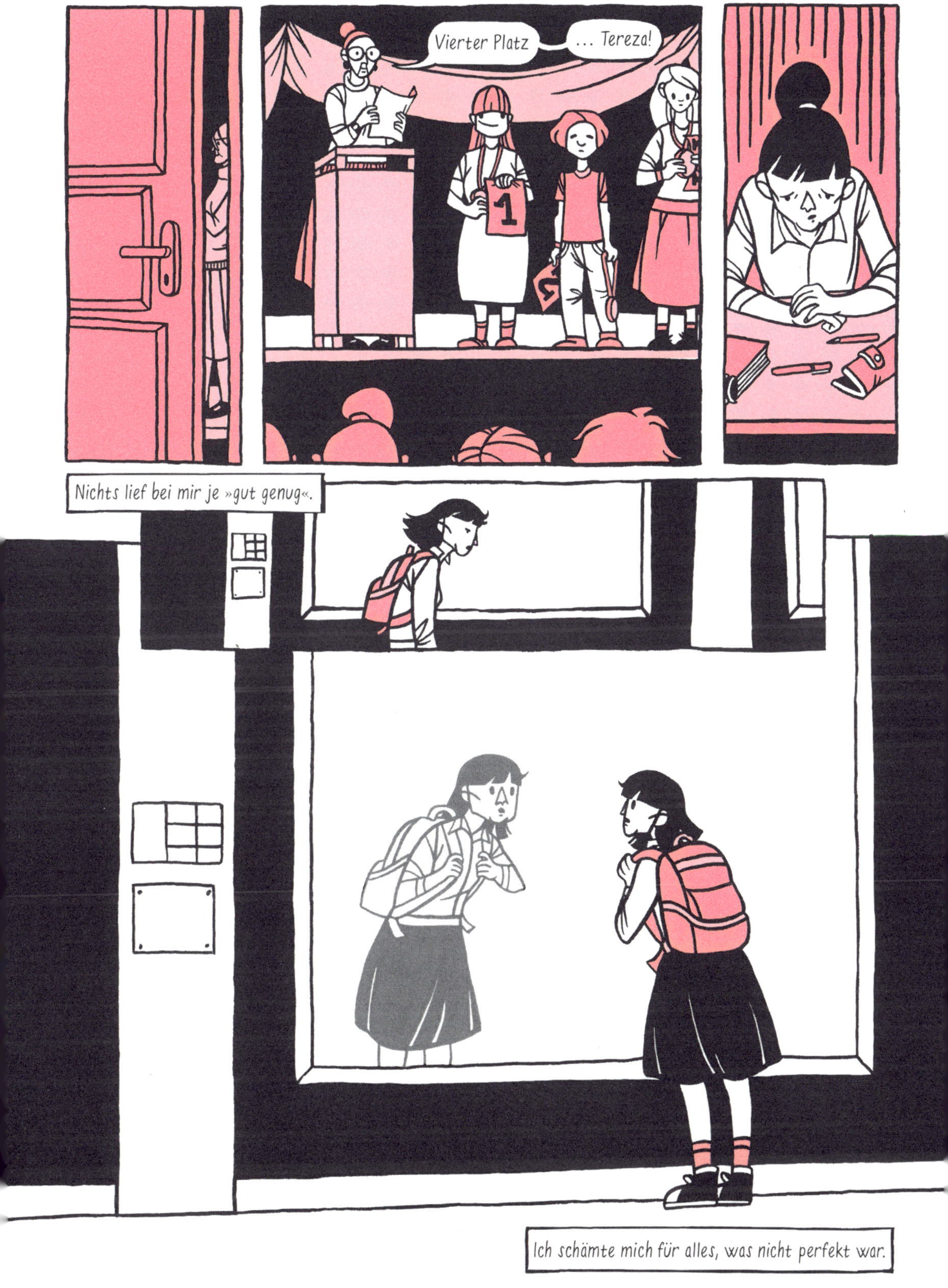
Vierter Platz
... Tereza!
Nichts lief bei mir je »gut genug«.
Ich schämte mich für alles, was nicht perfekt war.

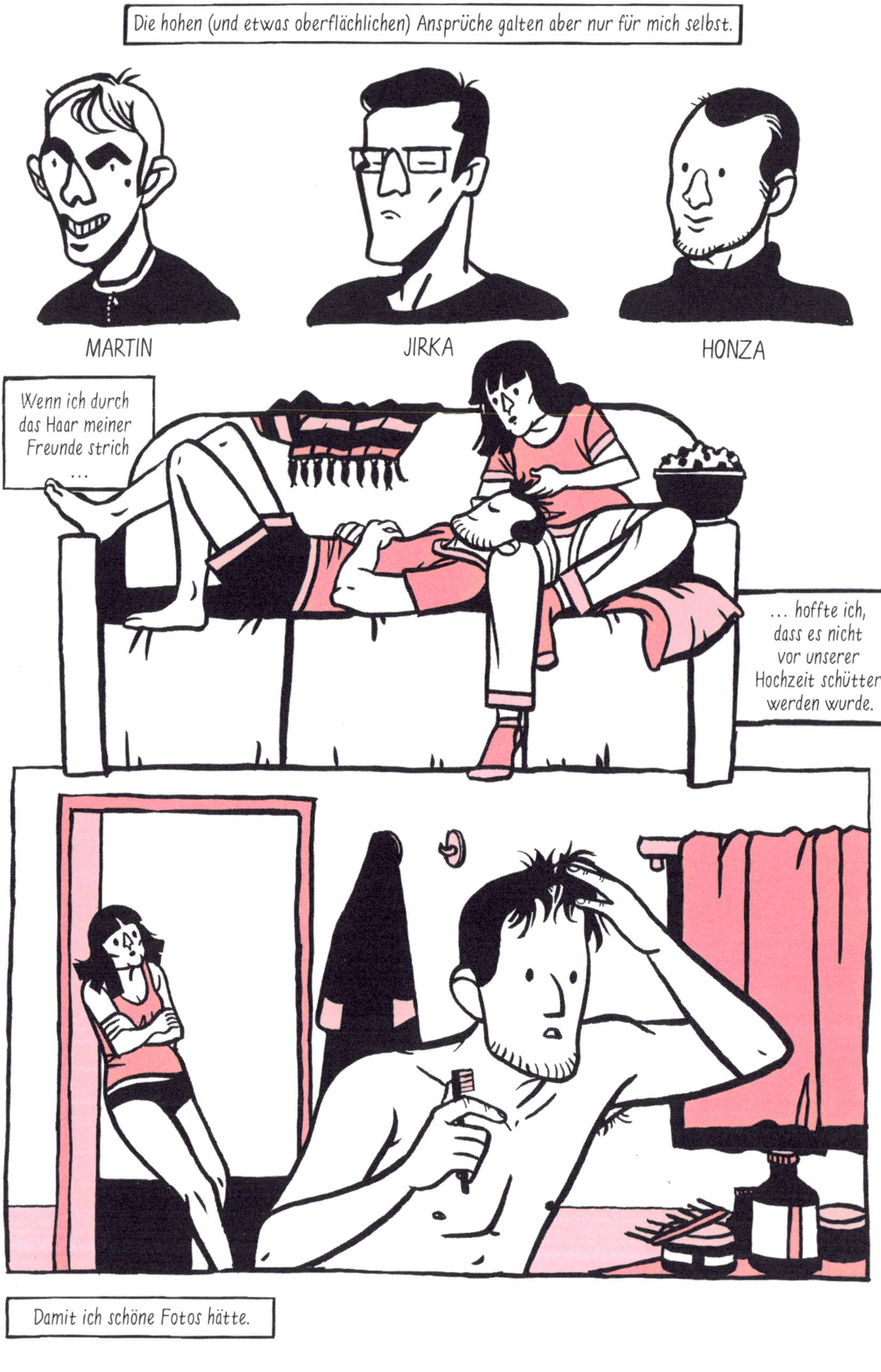

Die hohen (und etwas oberflächlichen) Ansprüche galten aber nur für mich selbst.
MARTIN
JIRKA
HONZA
Wenn ich durch das Haar meiner Freunde strich …
… hoffte ich, dass es nicht vor unserer Hochzeit schütter werden wurde.
Damit ich schöne Fotos hätte.

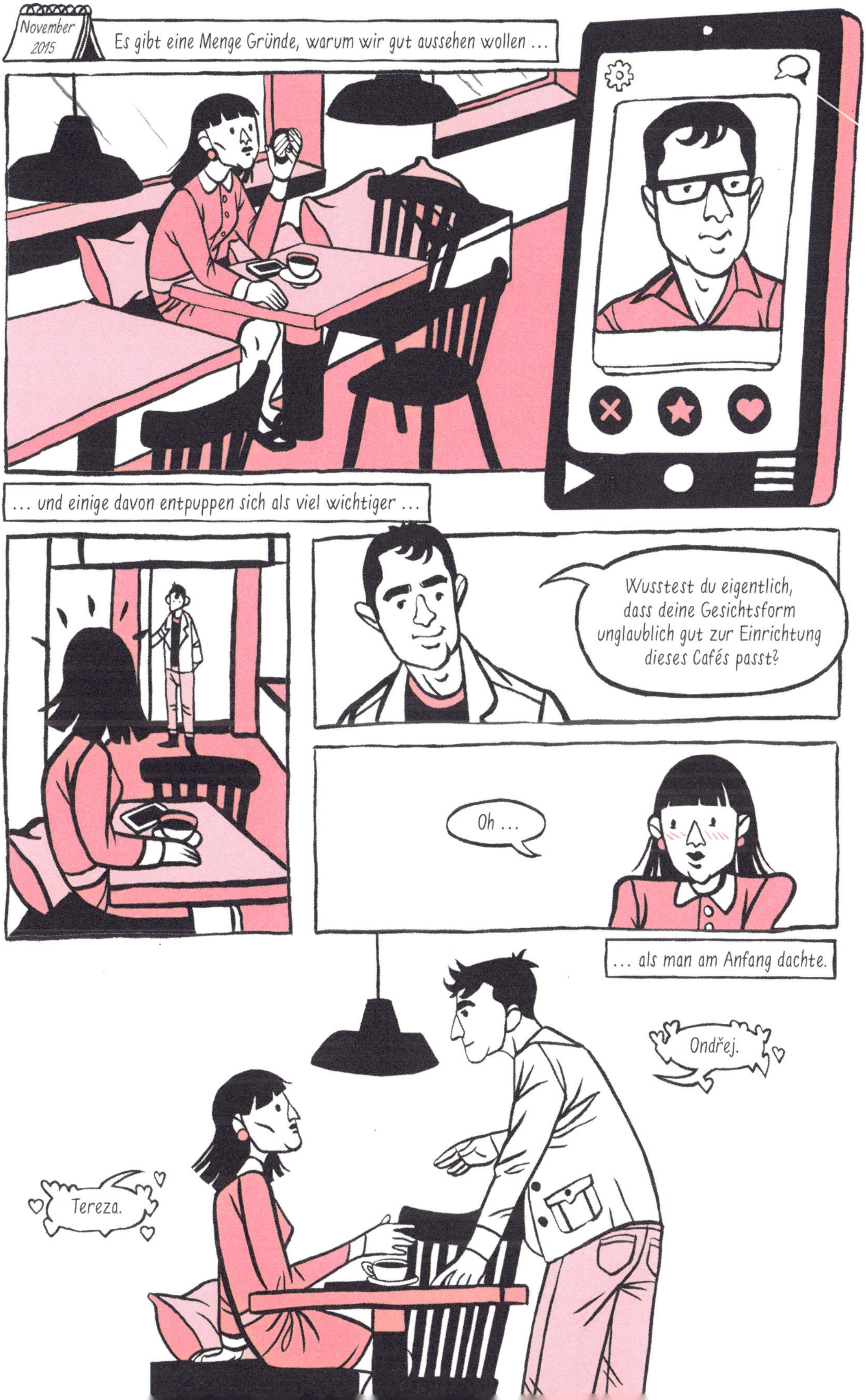
November 2015
Es gibt eine Menge Gründe, warum wir gut aussehen wollen ...
... und einige davon entpuppen sich als viel wichtiger ...
Wusstest du eigentlich, dass deine Gesichtsform unglaublich gut zur Einrichtung dieses Cafés passt?
Oh ...
... als man am Anfang dachte.
Ondřej.
Tereza.

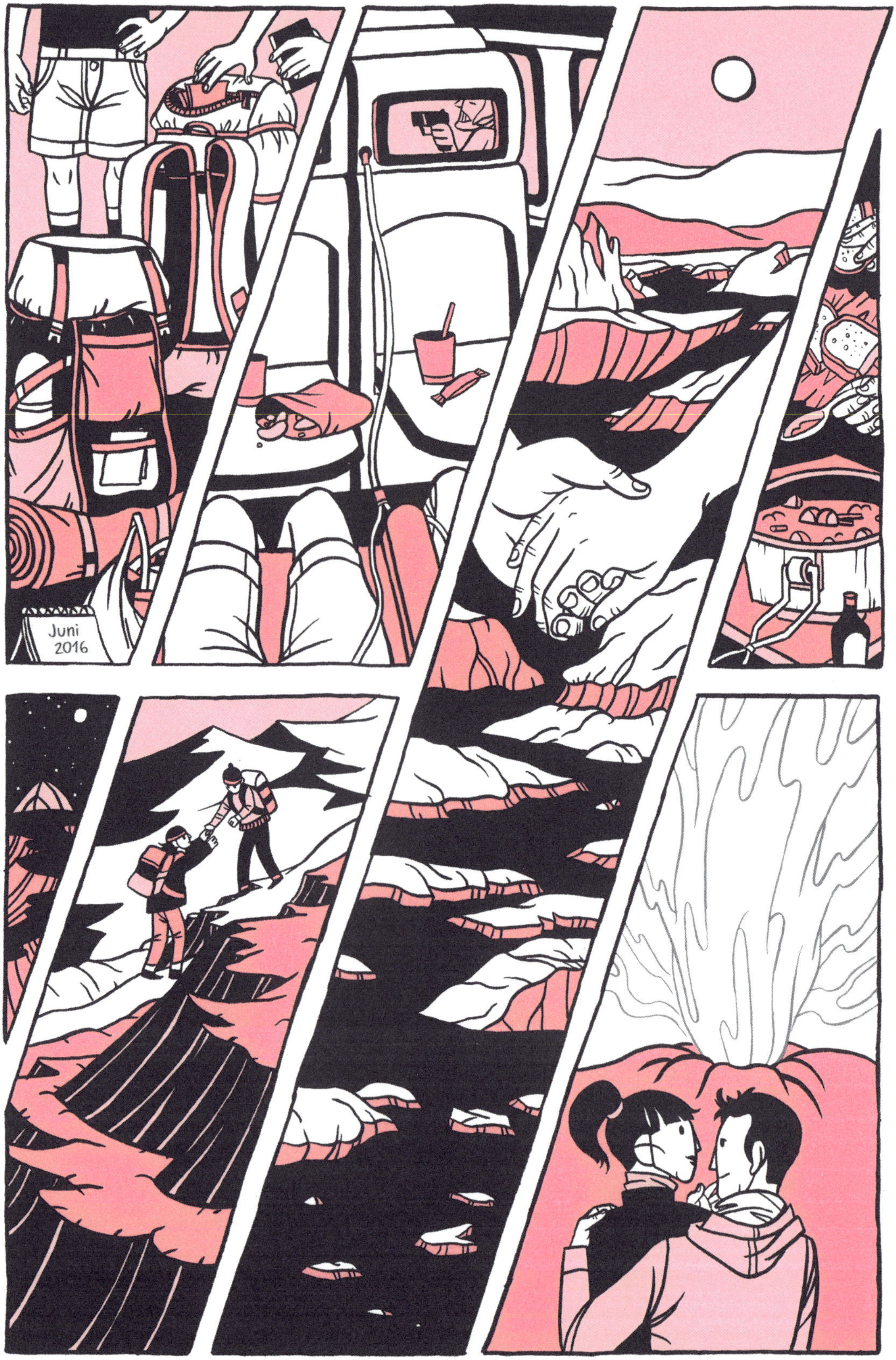
Juni
2016

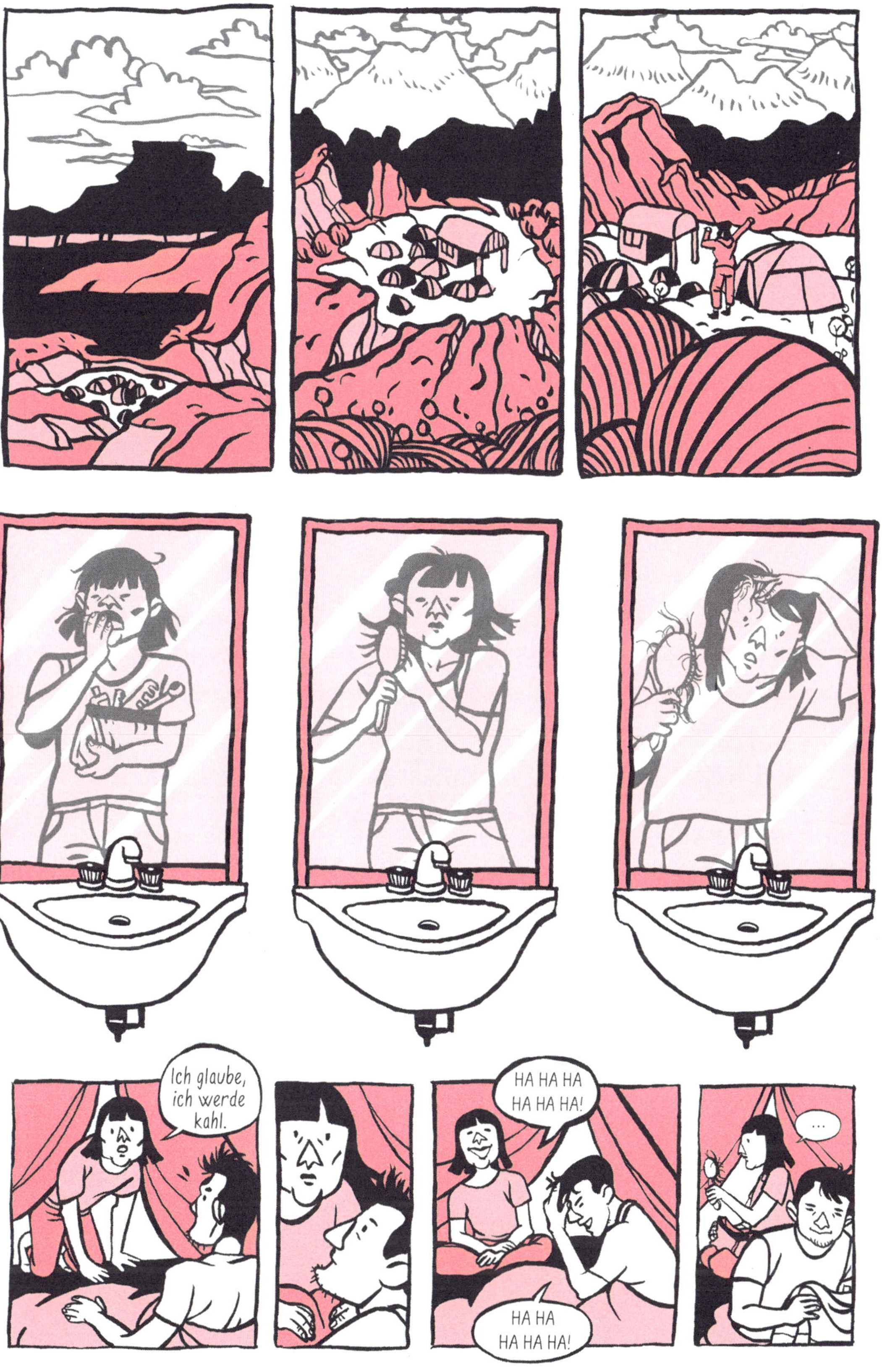
Ich glaube, ich werde kahl.
HA HA HA HA HA HA!
HA HA HA HA HA!
...

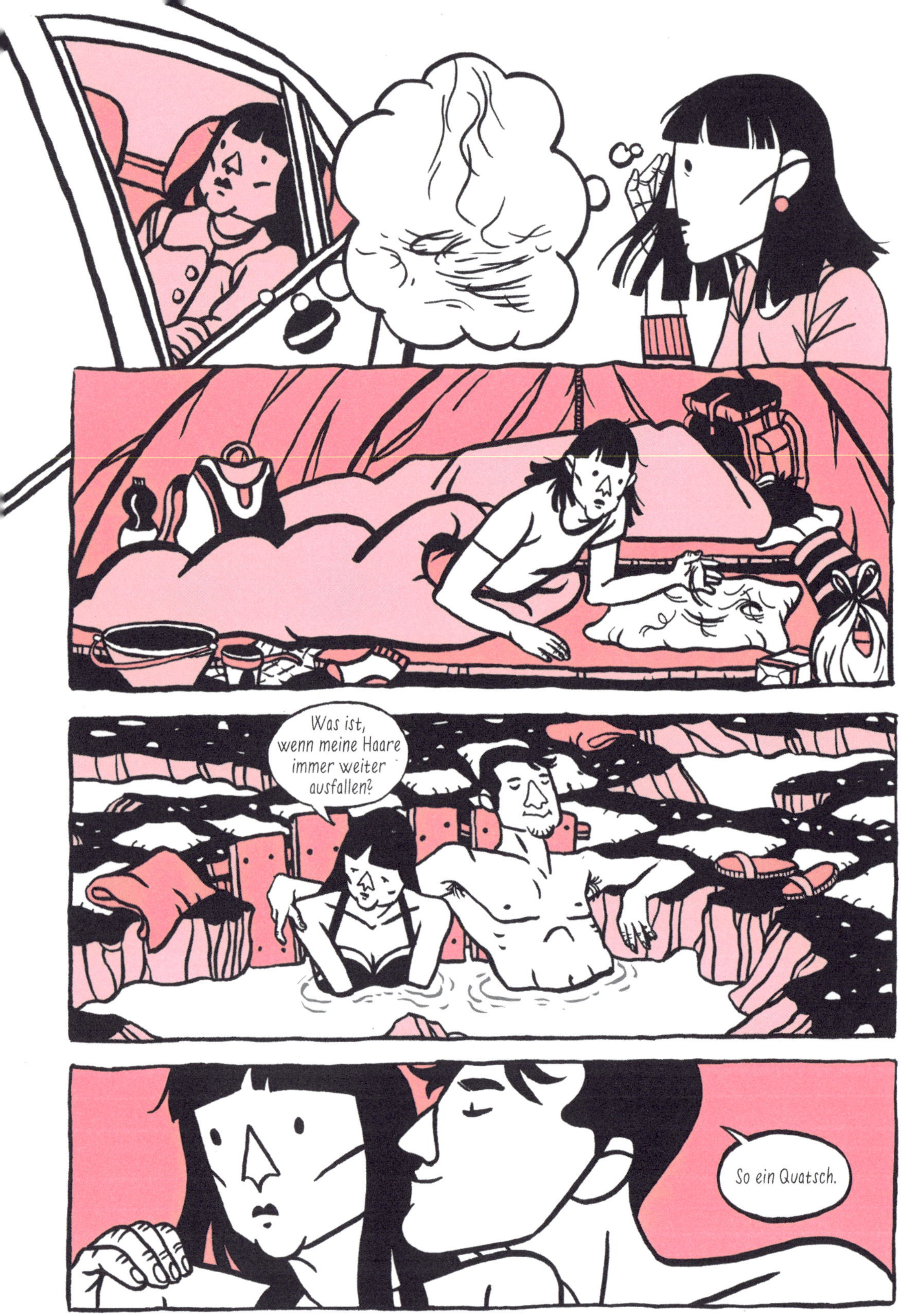
Was ist, wenn meine Haare immer weiter ausfallen?
So ein Quatsch.

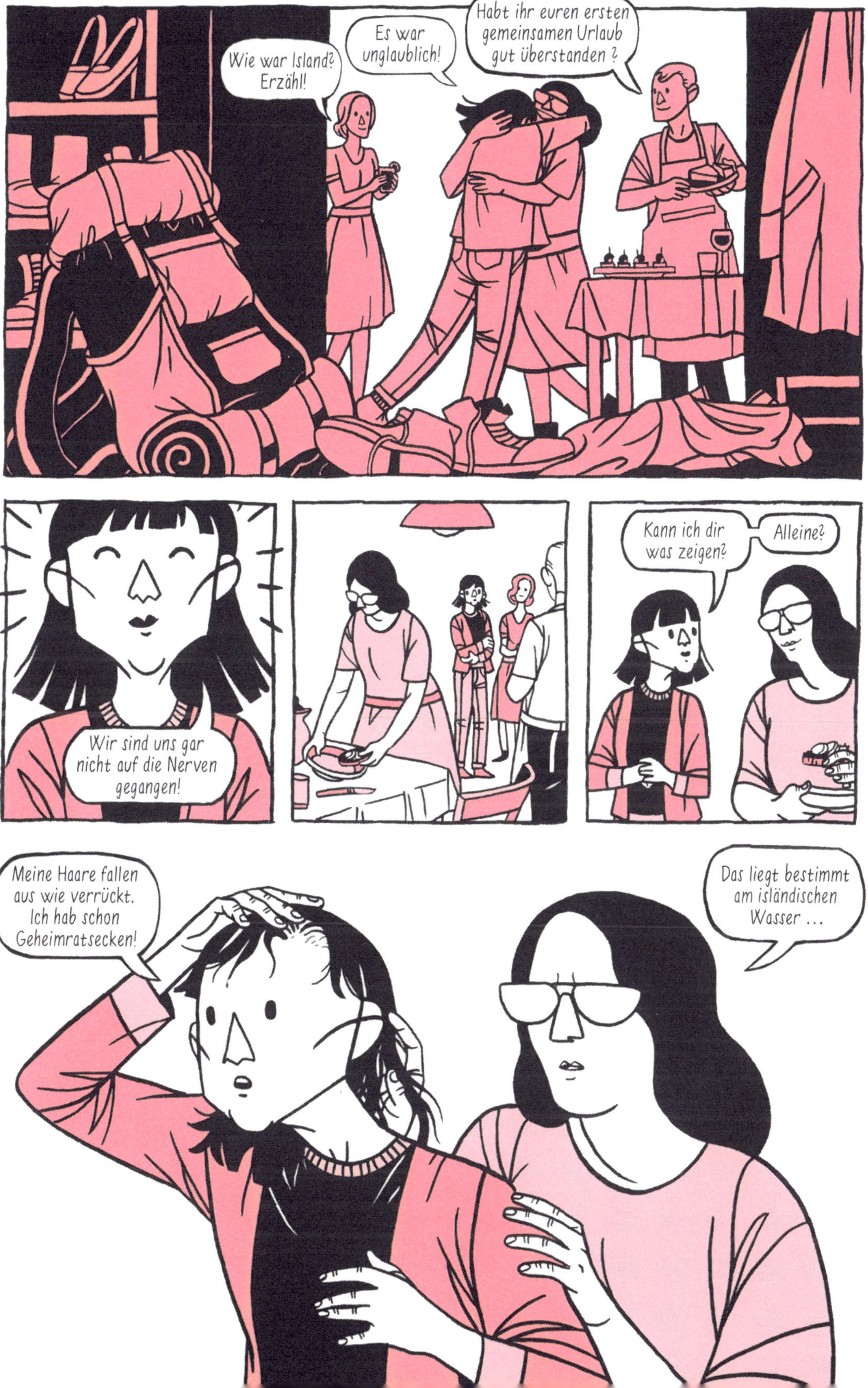
Wie war Island? Erzähl!
Es war unglaublich!
Habt ihr euren ersten gemeinsamen Urlaub gut überstanden?
Wir sind uns gar nicht auf die Nerven gegangen!
Kann ich dir was zeigen?
Alleine?
Meine Haare fallen aus wie verrückt. Ich hab schon Geheimratsecken!
Das liegt bestimmt am isländischen Wasser …

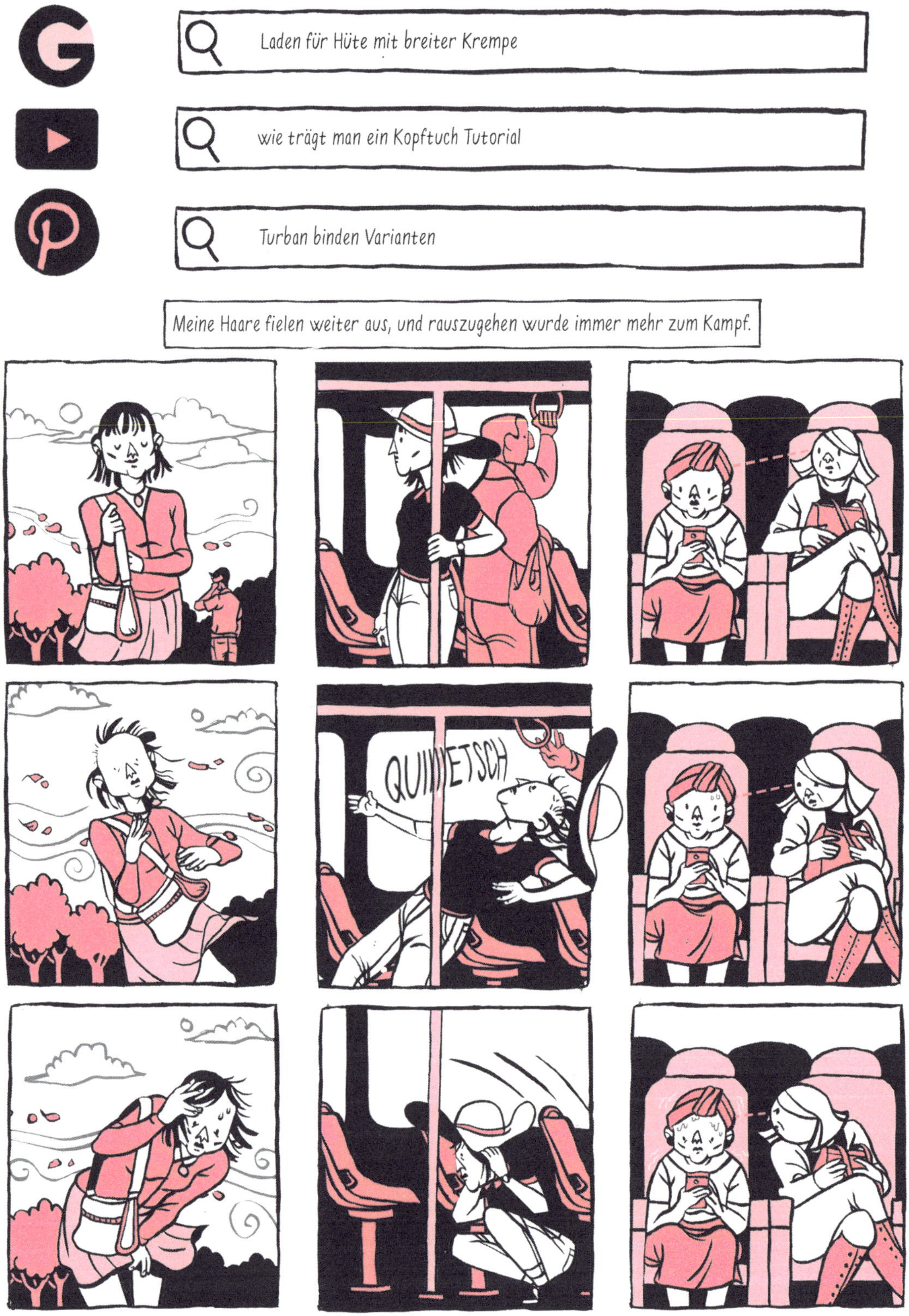

Laden für Hüte mit breiter Krempe
wie trägt man ein Kopftuch Tutorial
Turban binden Varianten
Meine Haare fielen weiter aus, und rauszugehen wurde immer mehr zum Kampf.
QUIIIIETSCH

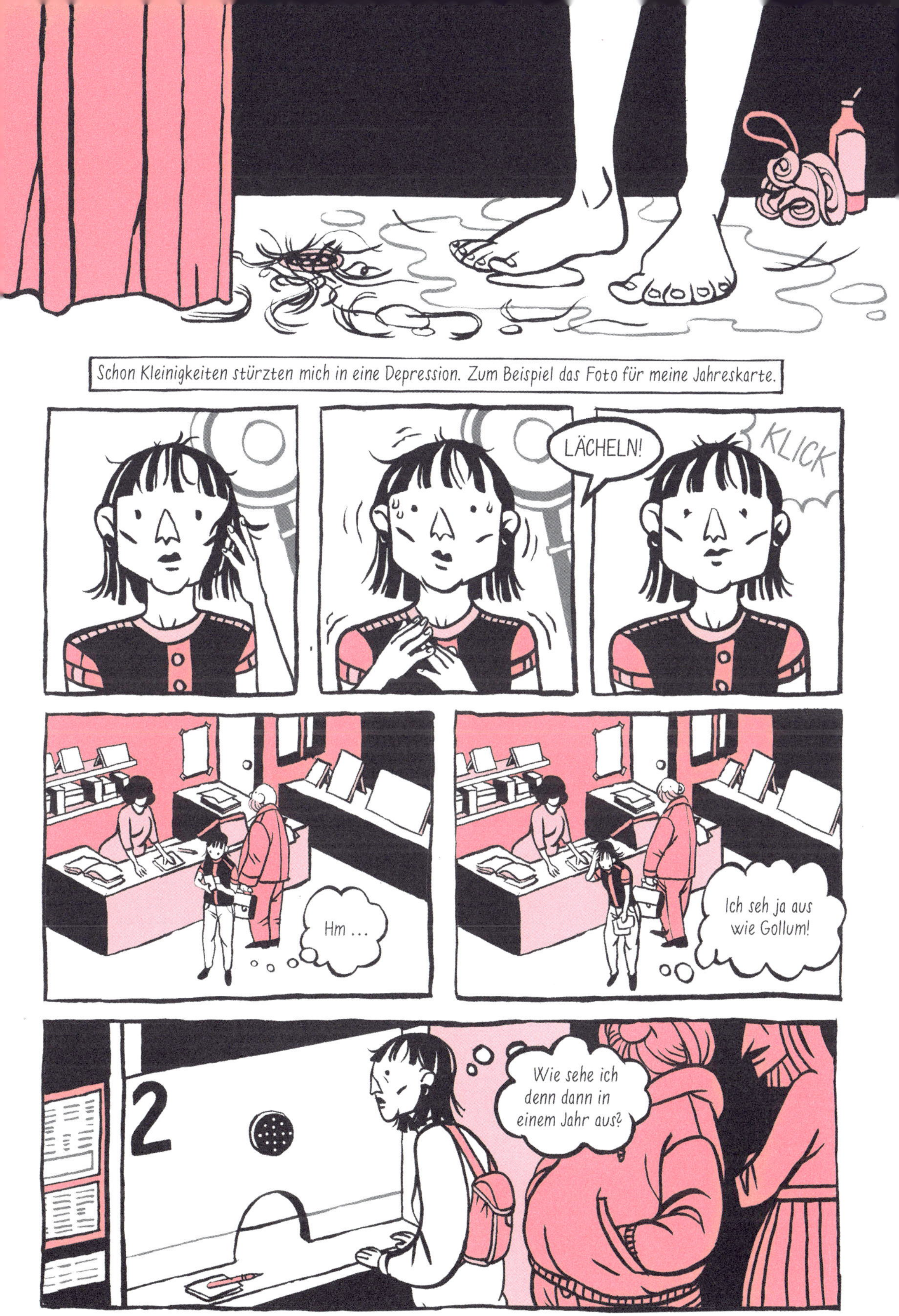
Schon Kleinigkeiten stürzten mich in eine Depression. Zum Beispiel das Foto für meine Jahreskarte.
LÄCHELN!
KLICK
Hm …
Ich seh ja aus wie Gollum!
2
Wie sehe ich denn dann in einem Jahr aus?

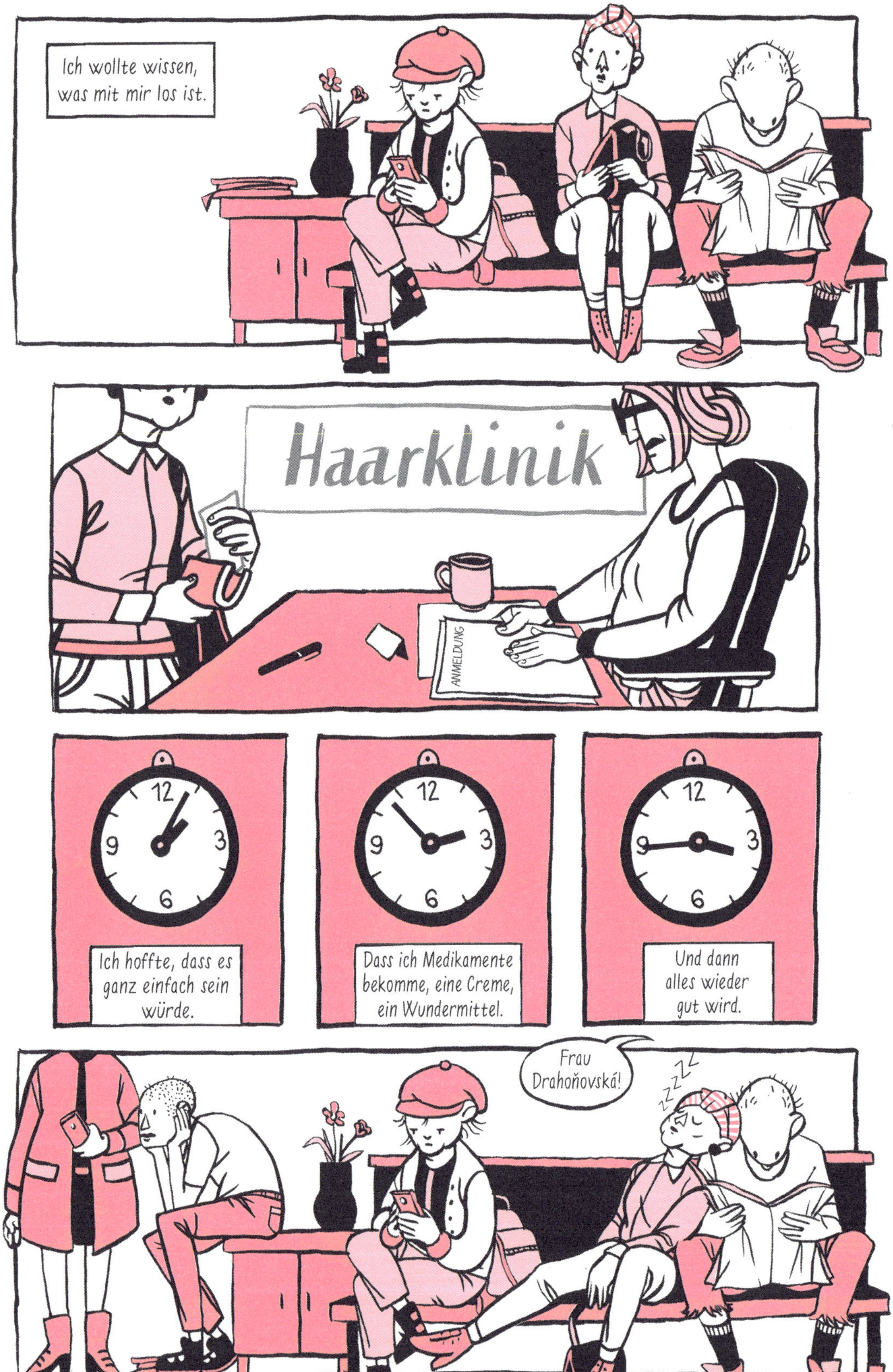
Ich wollte wissen, was mit mir los ist.
Haarklinik
ANMELDUNG
Ich hoffte, dass es ganz einfach sein würde.
Dass ich Medikamente bekomme, eine Creme, ein Wundermittel.
Und dann alles wieder gut wird.
Frau Drahoňovská!
ZZZZ

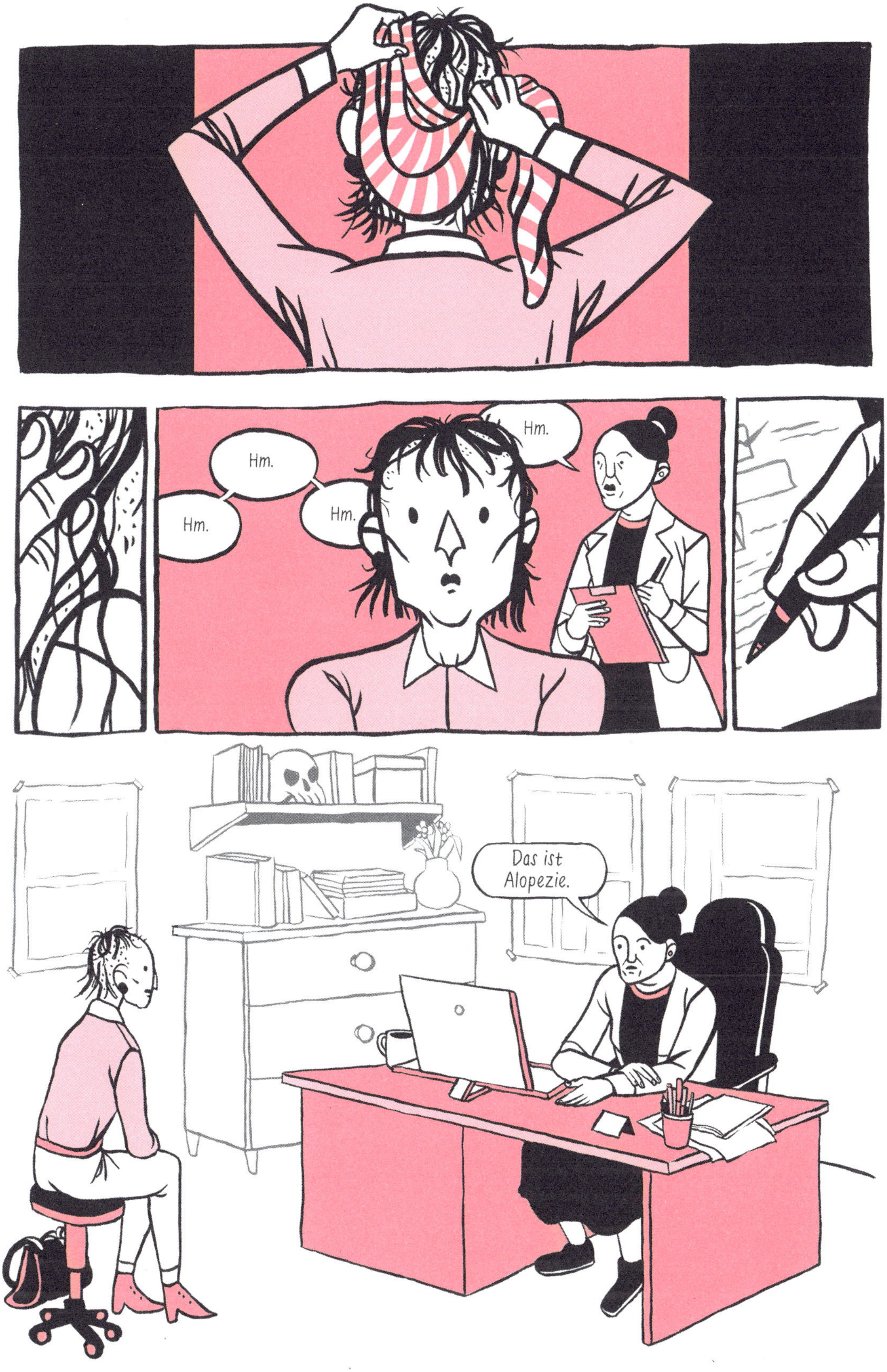
Hm.
Hm.
Hm.
Hm.
Das ist Alopezie.

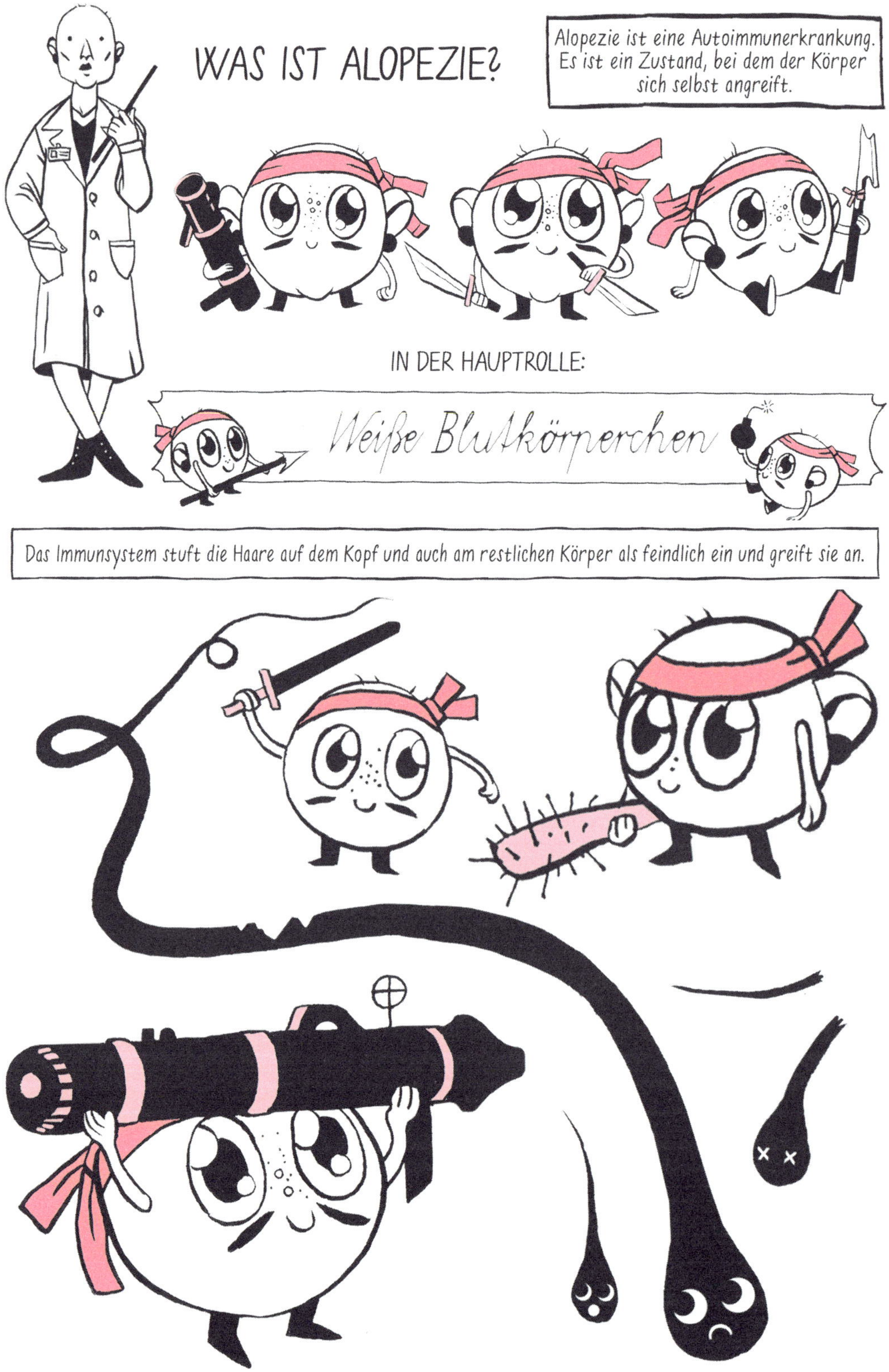
WAS IST ALOPEZIE?
Alopezie ist eine Autoimmunerkrankung. Es ist ein Zustand, bei dem der Körper sich selbst angreift.
IN DER HAUPTROLLE:
Weiße Blutkörperchen
Das Immunsystem stuft die Haare auf dem Kopf und auch am restlichen Körper als feindlich ein und greift sie an.

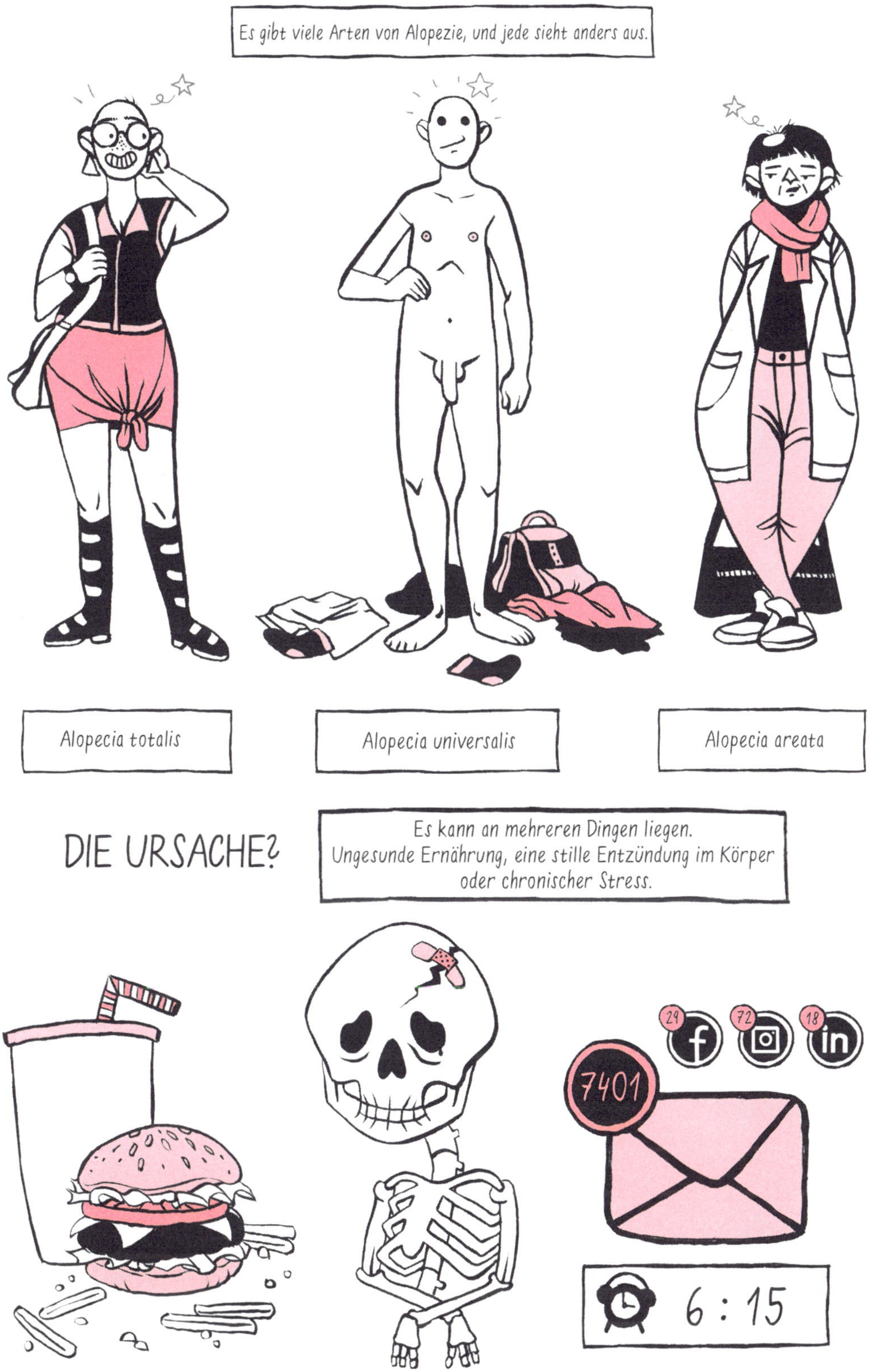
Es gibt viele Arten von Alopezie, und jede sieht anders aus.
Alopecia totalis
Alopecia universalis
Alopecia areata
DIE URSACHE?
Es kann an mehreren Dingen liegen.
Ungesunde Ernährung, eine stille Entzündung im Körper oder chronischer Stress.
29
72
18
7401
6 : 15

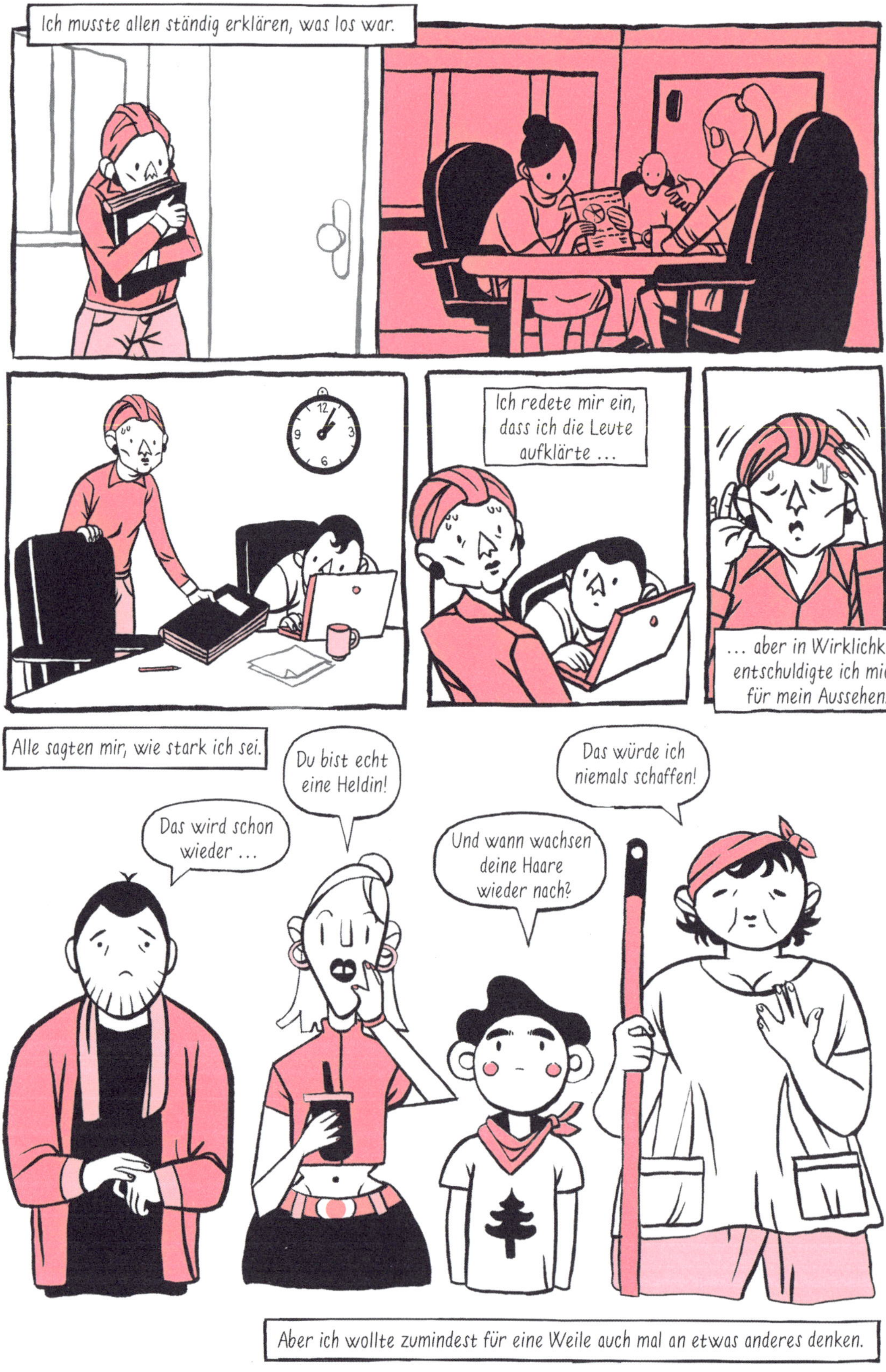
Ich musste allen ständig erklären, was los war.
Ich redete mir ein, dass ich die Leute aufklärte …
… aber in Wirklichkeit entschuldigte ich mich für mein Aussehen.
Alle sagten mir, wie stark ich sei.
Das wird schon wieder …
Du bist echt eine Heldin!
Und wann wachsen deine Haare wieder nach?
Das würde ich niemals schaffen!
Aber ich wollte zumindest für eine Weile auch mal an etwas anderes denken.

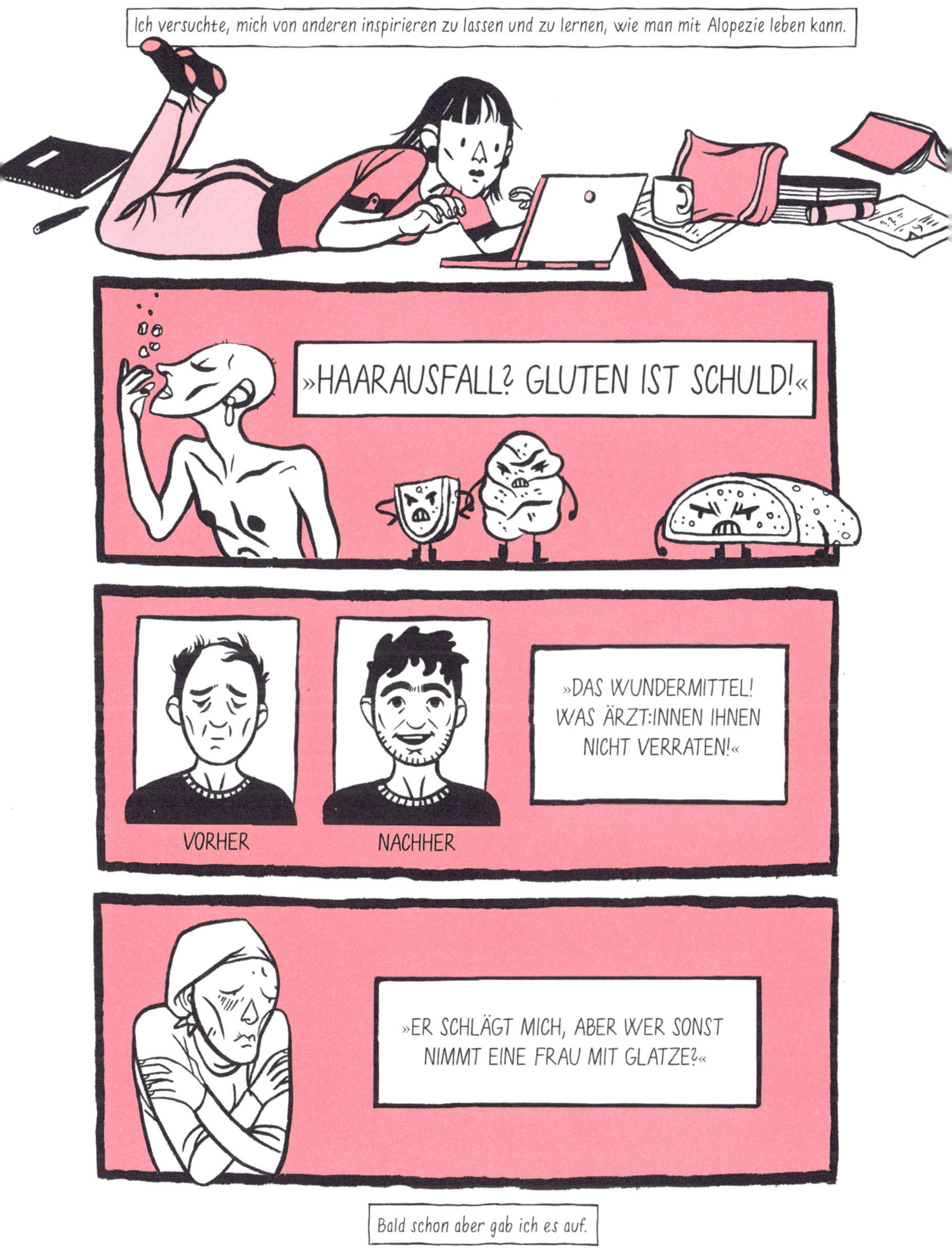
Ich versuchte, mich von anderen inspirieren zu lassen und zu lernen, wie man mit Alopezie leben kann.
»HAARAUSFALL? GLUTEN IST SCHULD!«
»DAS WUNDERMITTEL! WAS ÄRZT:INNEN IHNEN NICHT VERRATEN!«
VORHER
NACHHER
»ER SCHLÄGT MICH, ABER WER SONST NIMMT EINE FRAU MIT GLATZE?«
Bald schon aber gab ich es auf.

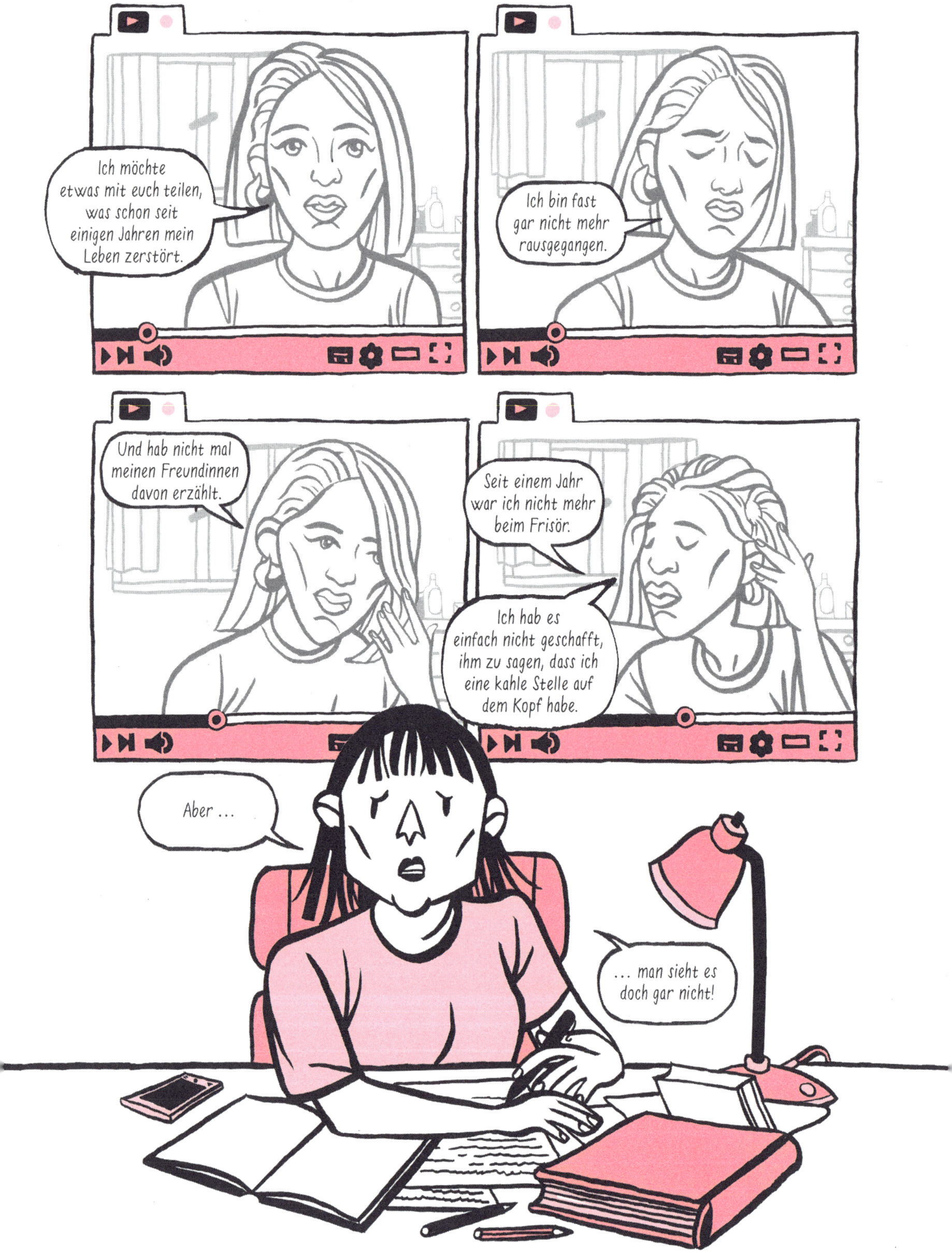

Ich möchte etwas mit euch teilen, was schon seit einigen Jahren mein Leben zerstört.
Ich bin fast gar nicht mehr rausgegangen.
Und hab nicht mal meinen Freundinnen davon erzählt.
Seit einem Jahr war ich nicht mehr beim Frisör.
Ich hab es einfach nicht geschafft, ihm zu sagen, dass ich eine kahle Stelle auf dem Kopf habe.
Aber …
… man sieht es doch gar nicht!

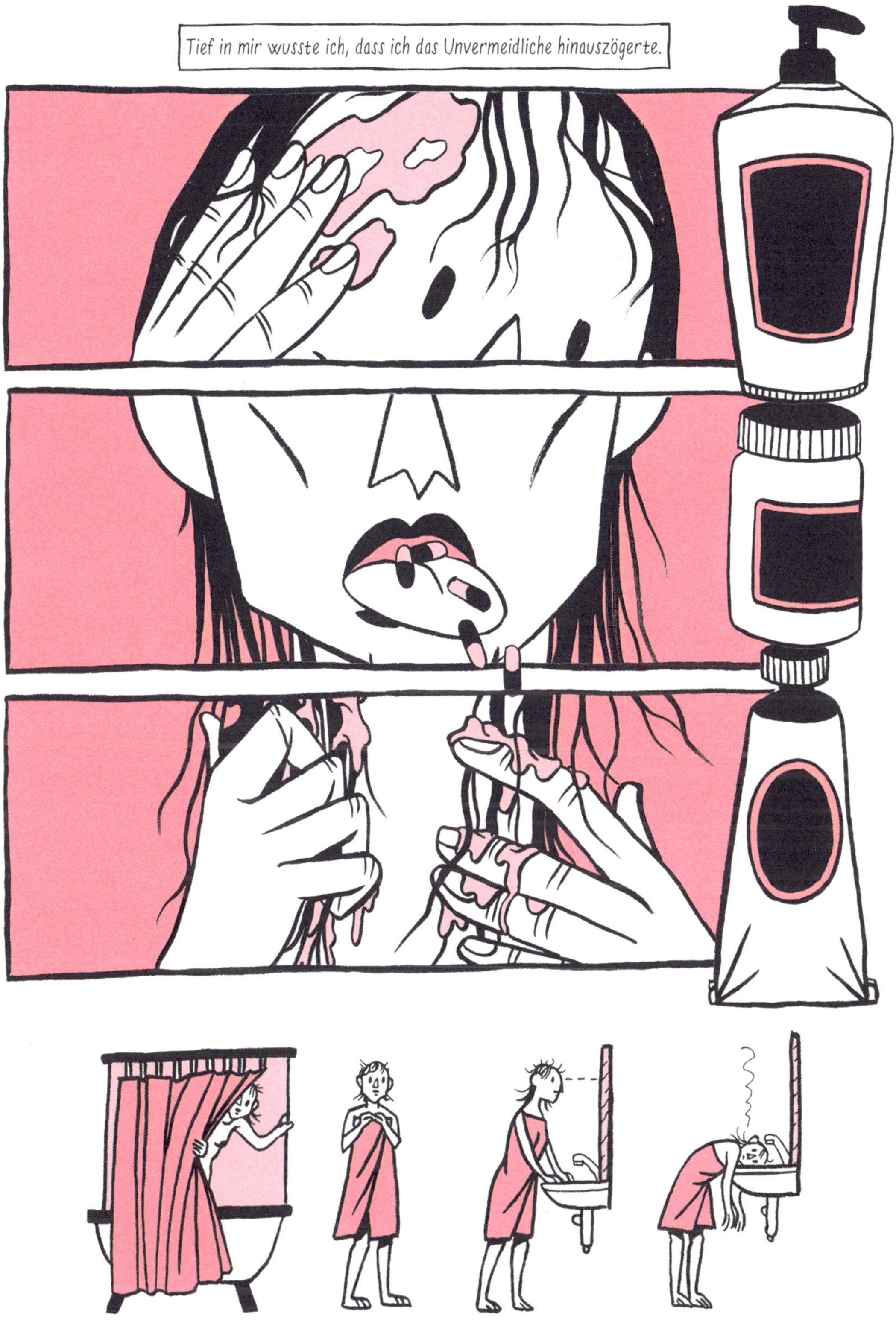
Tief in mir wusste ich, dass ich das Unvermeidliche hinauszögerte.

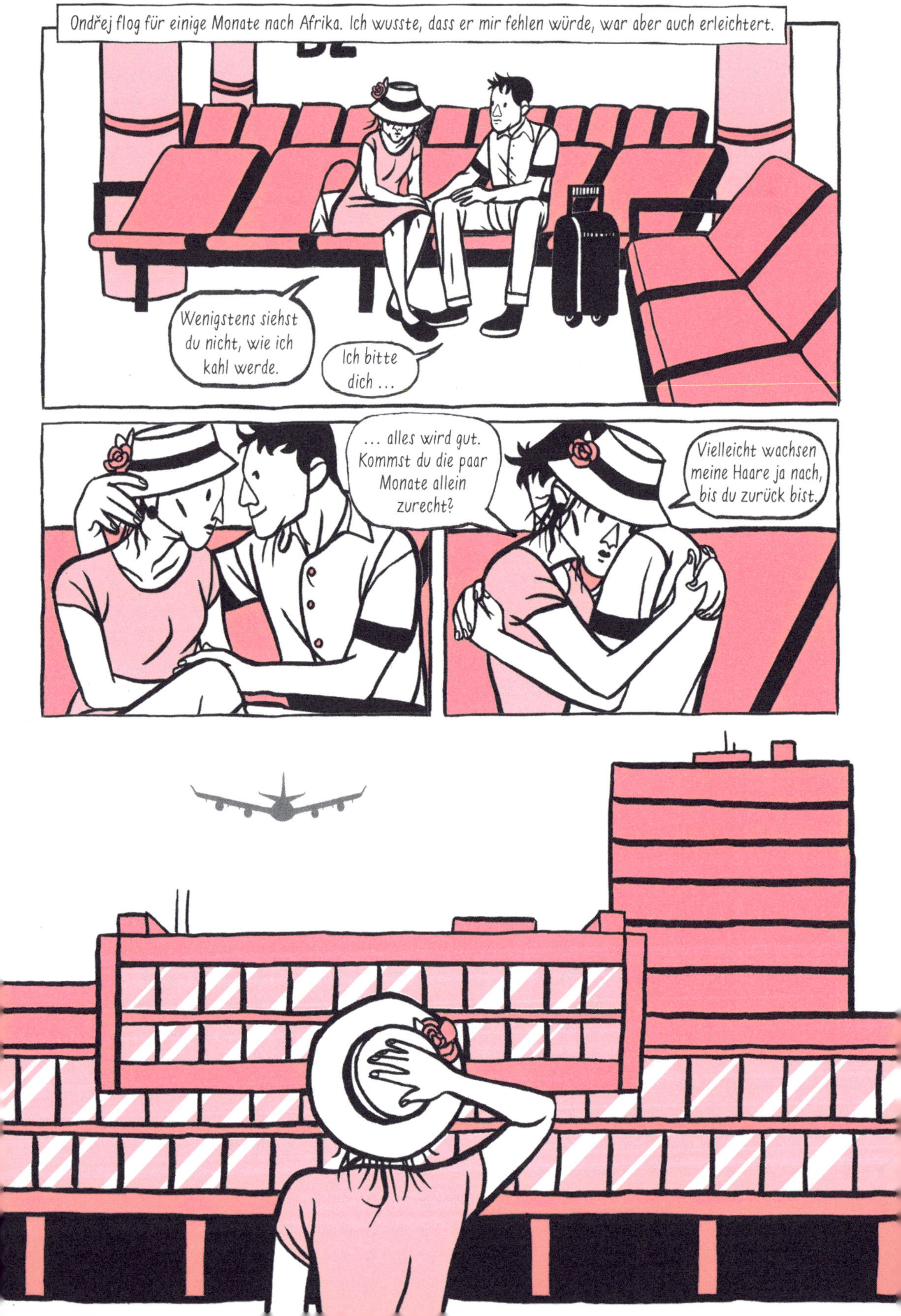

Ondřej flog für einige Monate nach Afrika. Ich wusste, dass er mir fehlen würde, war aber auch erleichtert.
Wenigstens siehst du nicht, wie ich kahl werde.
Ich bitte dich …
… alles wird gut. Kommst du die paar Monate allein zurecht?
Vielleicht wachsen meine Haare ja nach, bis du zurück bist.

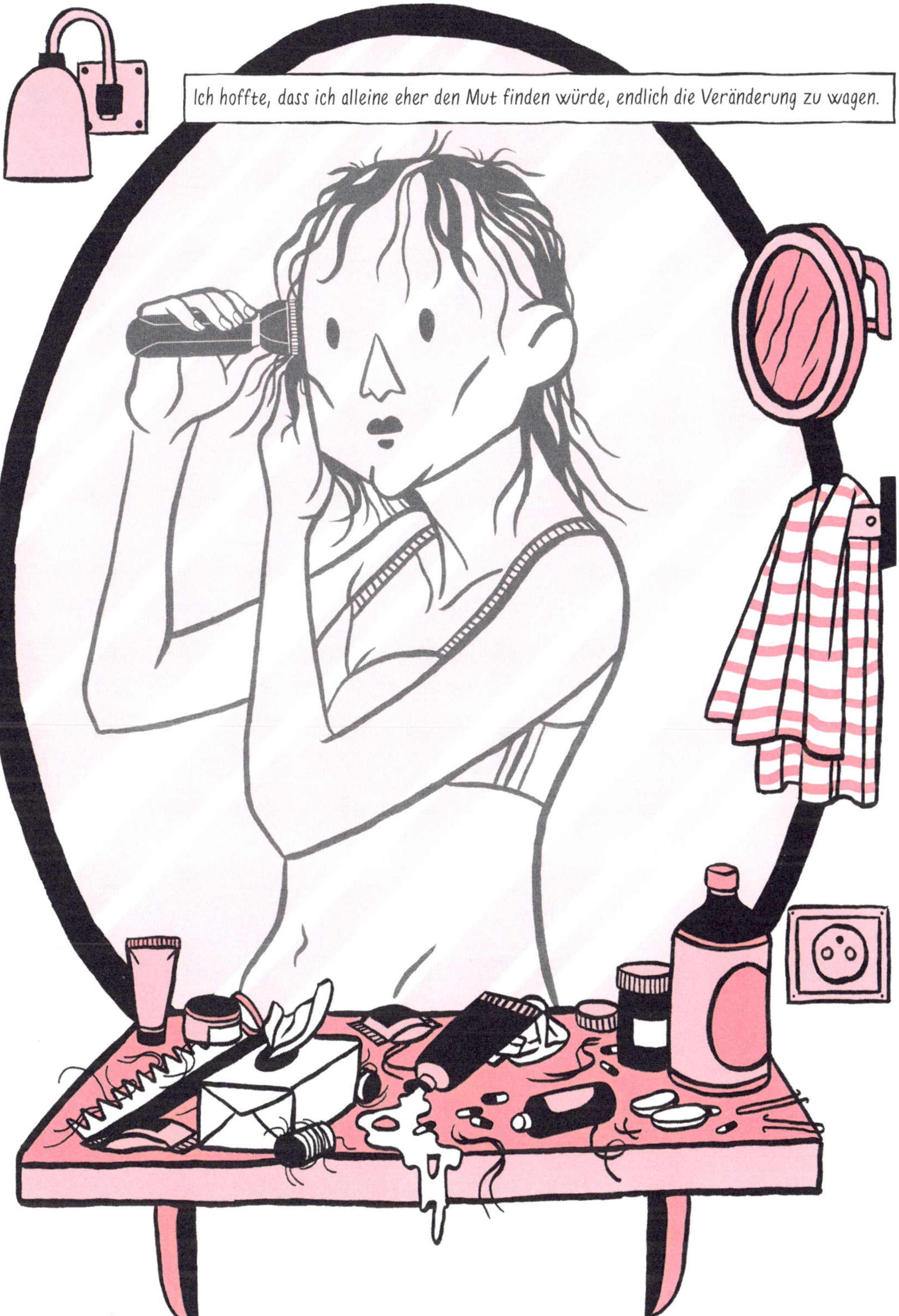
Ich hoffte, dass ich alleine eher den Mut finden würde, endlich die Veränderung zu wagen.

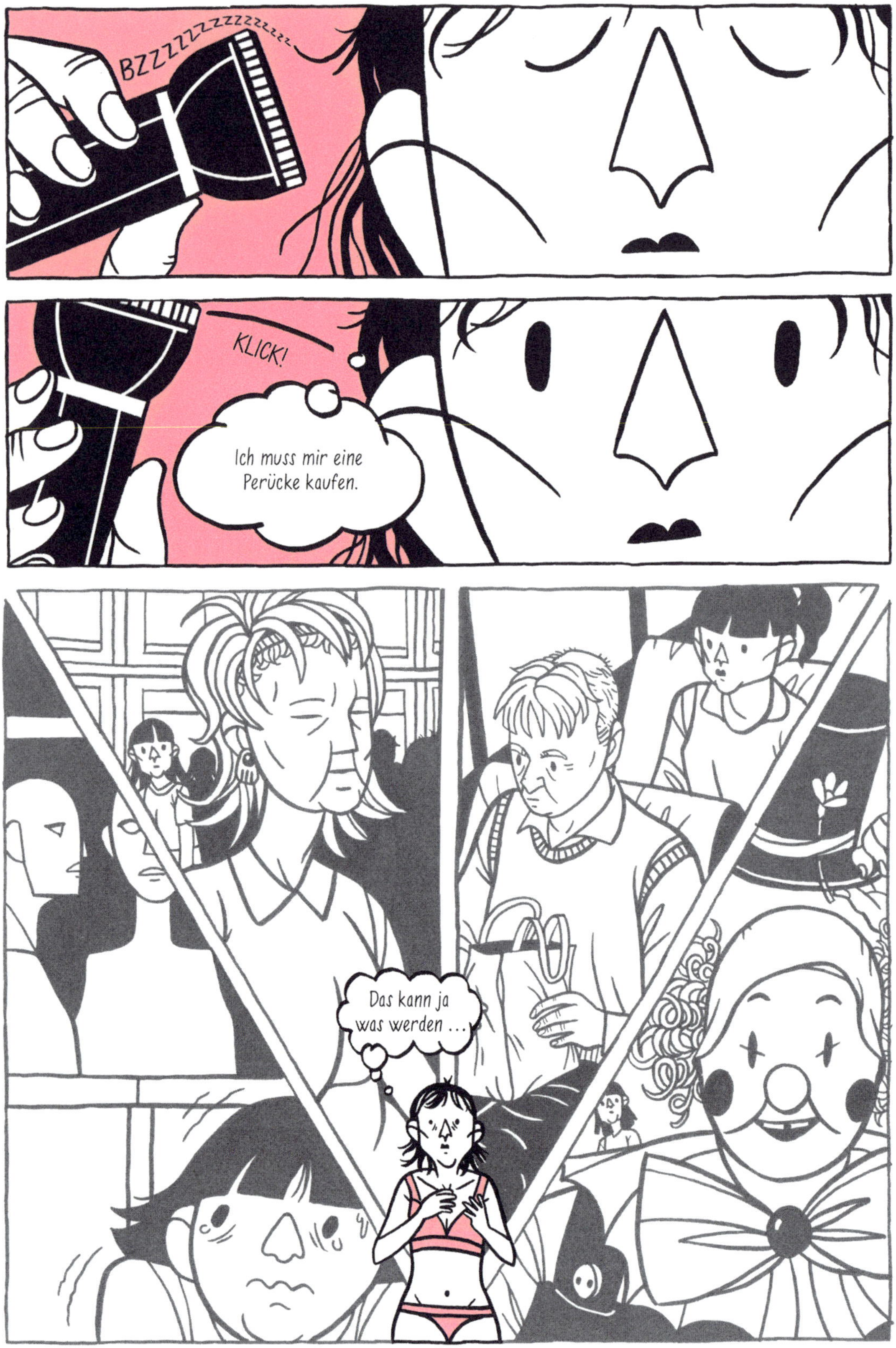
BZZZZZZZZZZZZZZZ
KLICK!
Ich muss mir eine Perücke kaufen.
Das kann ja was werden ...

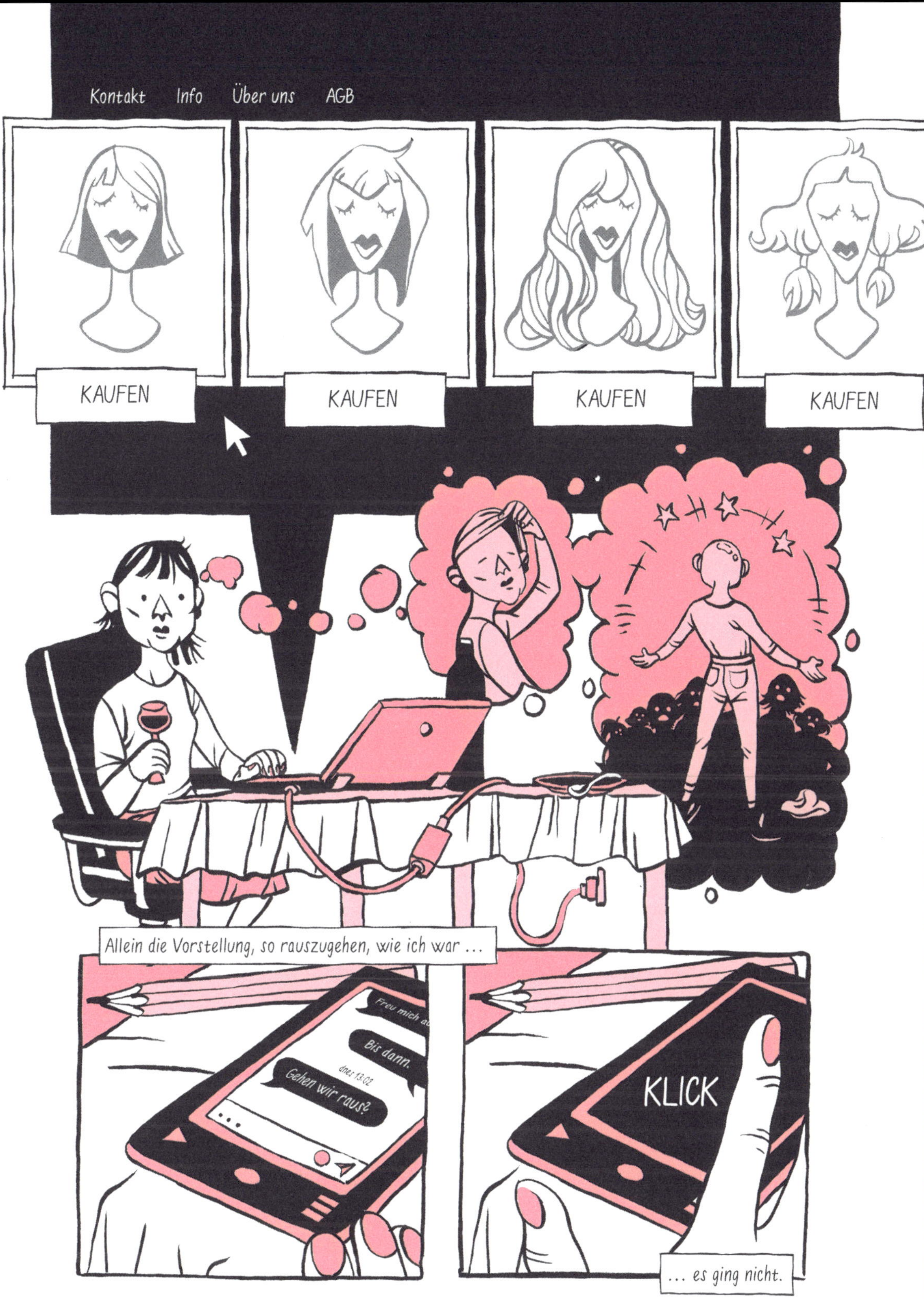
Kontakt
Info
Über uns
AGB
KAUFEN
KAUFEN
KAUFEN
KAUFEN
Allein die Vorstellung, so rauszugehen, wie ich war …
Bis dann.
Gehen wir raus?
KLICK
… es ging nicht.

HAARE ALS SYMBOL

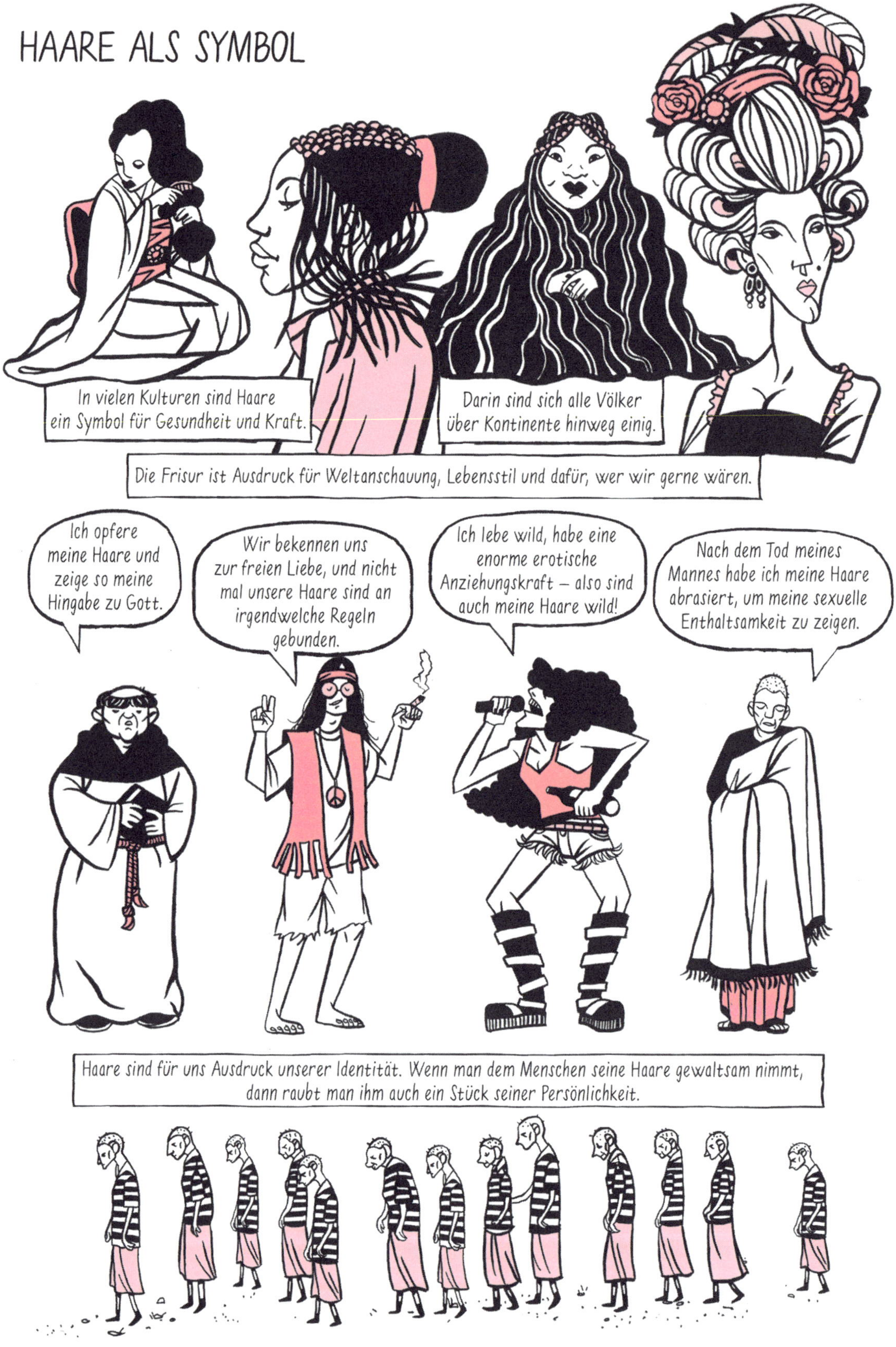
In vielen Kulturen sind Haare ein Symbol für Gesundheit und Kraft.
Darin sind sich alle Völker über Kontinente hinweg einig.
Die Frisur ist Ausdruck für Weltanschauung, Lebensstil und dafür, wer wir gerne wären.
Ich opfere meine Haare und zeige so meine Hingabe zu Gott.
Wir bekennen uns zur freien Liebe, und nicht mal unsere Haare sind an irgendwelche Regeln gebunden.
Ich lebe wild, habe eine enorme erotische Anziehungskraft – also sind auch meine Haare wild!
Nach dem Tod meines Mannes habe ich meine Haare abrasiert, um meine sexuelle Enthaltsamkeit zu zeigen.
Haare sind für uns Ausdruck unserer Identität. Wenn man dem Menschen seine Haare gewaltsam nimmt, dann raubt man ihm auch ein Stück seiner Persönlichkeit.

Schon in der Bibel haben Haare eine symbolische Bedeutung.
In der Geschichte von Samson und Delila verbarg sich in den langen Haaren die Quelle übermenschlicher Stärke.

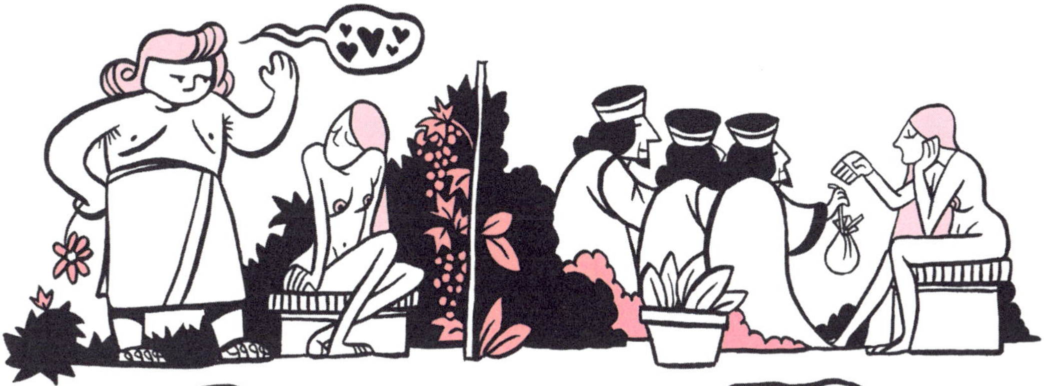

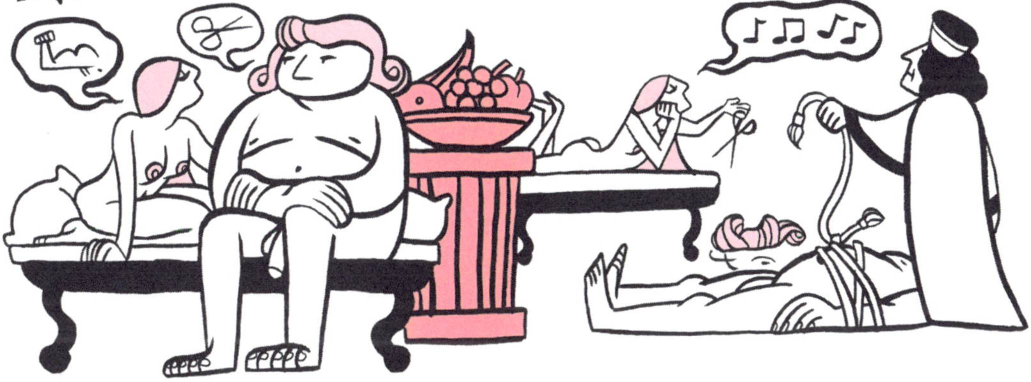

In Märchen steht der Verlust der Haare für eine Befreiung vom mütterlichen Einfluss …

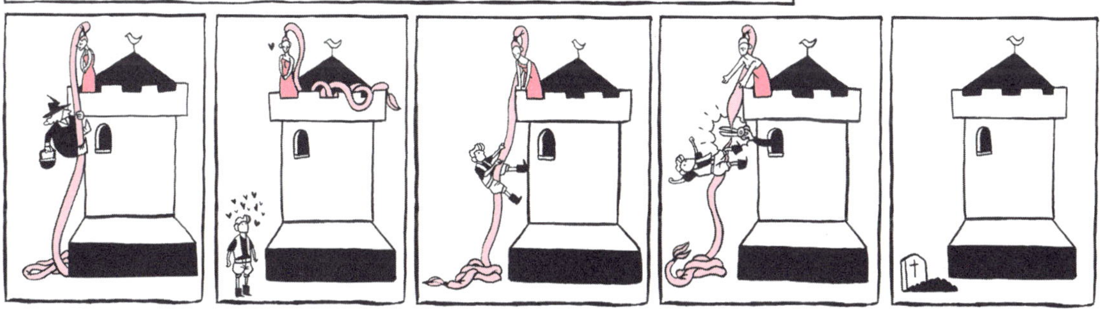

… oder für eine Strafe.

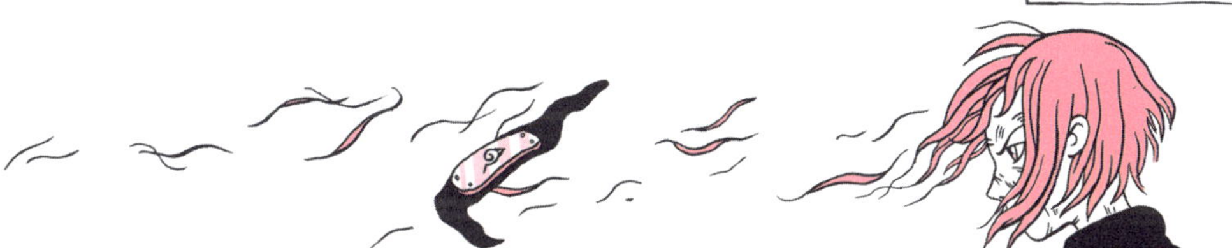

Die heutige Popkultur bricht mit diesen etablierten Bedeutungen.
Wenn sich die Heldin die Haare abschneidet, weist sie die Rolle des passiven, hilflosen Mädchens ab und nimmt ihr Schicksal selbst in die Hand.

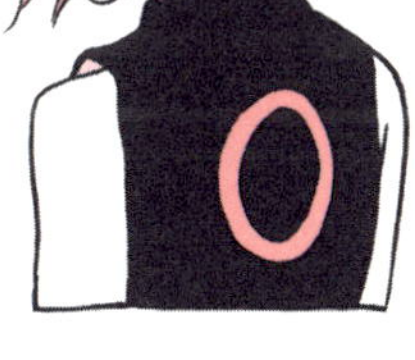

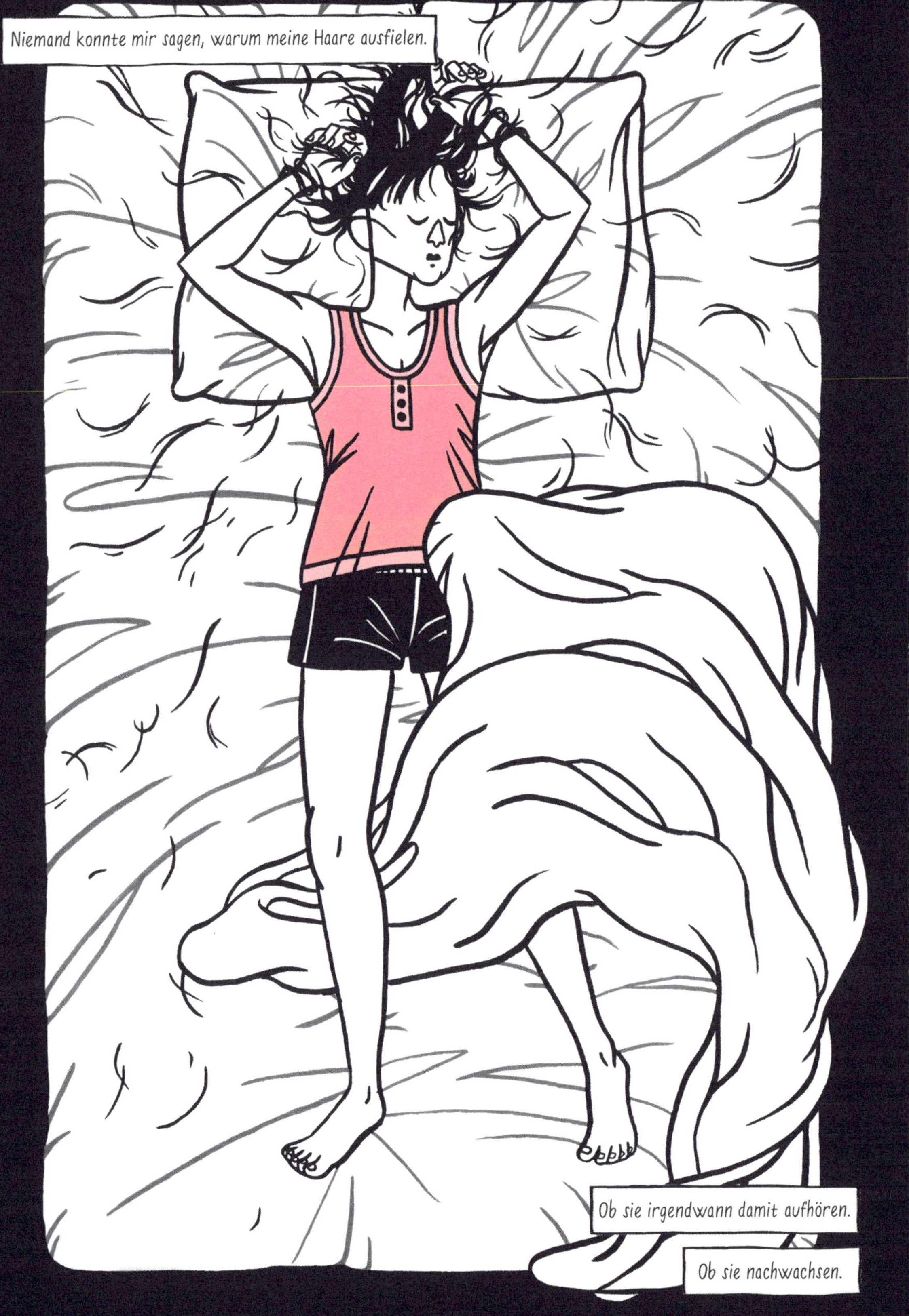
Niemand konnte mir sagen, warum meine Haare ausfielen.
Ob sie irgendwann damit aufhören.
Ob sie nachwachsen.

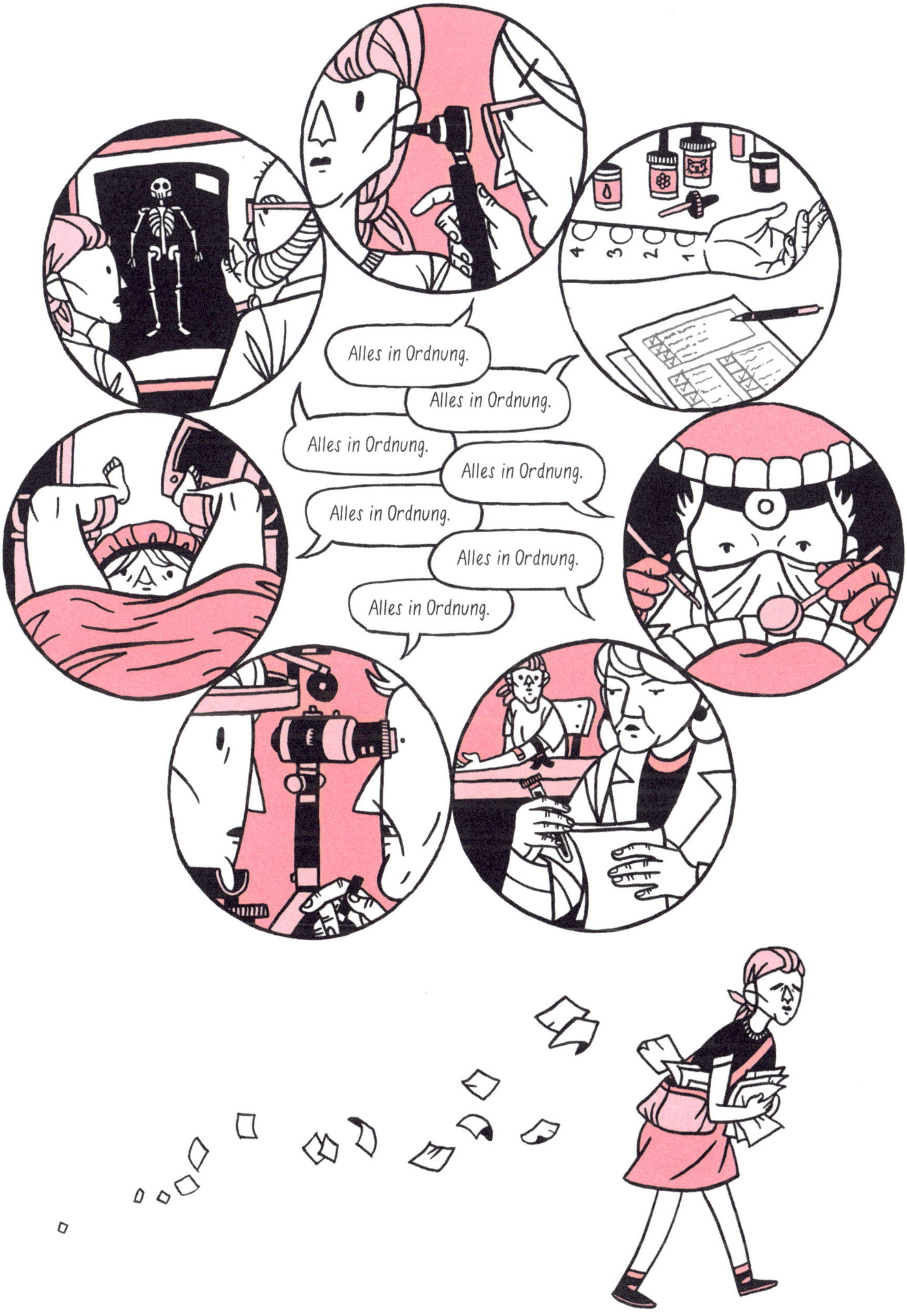
Alles in Ordnung.
Alles in Ordnung.
Alles in Ordnung.
Alles in Ordnung.
Alles in Ordnung.
Alles in Ordnung.
Alles in Ordnung.

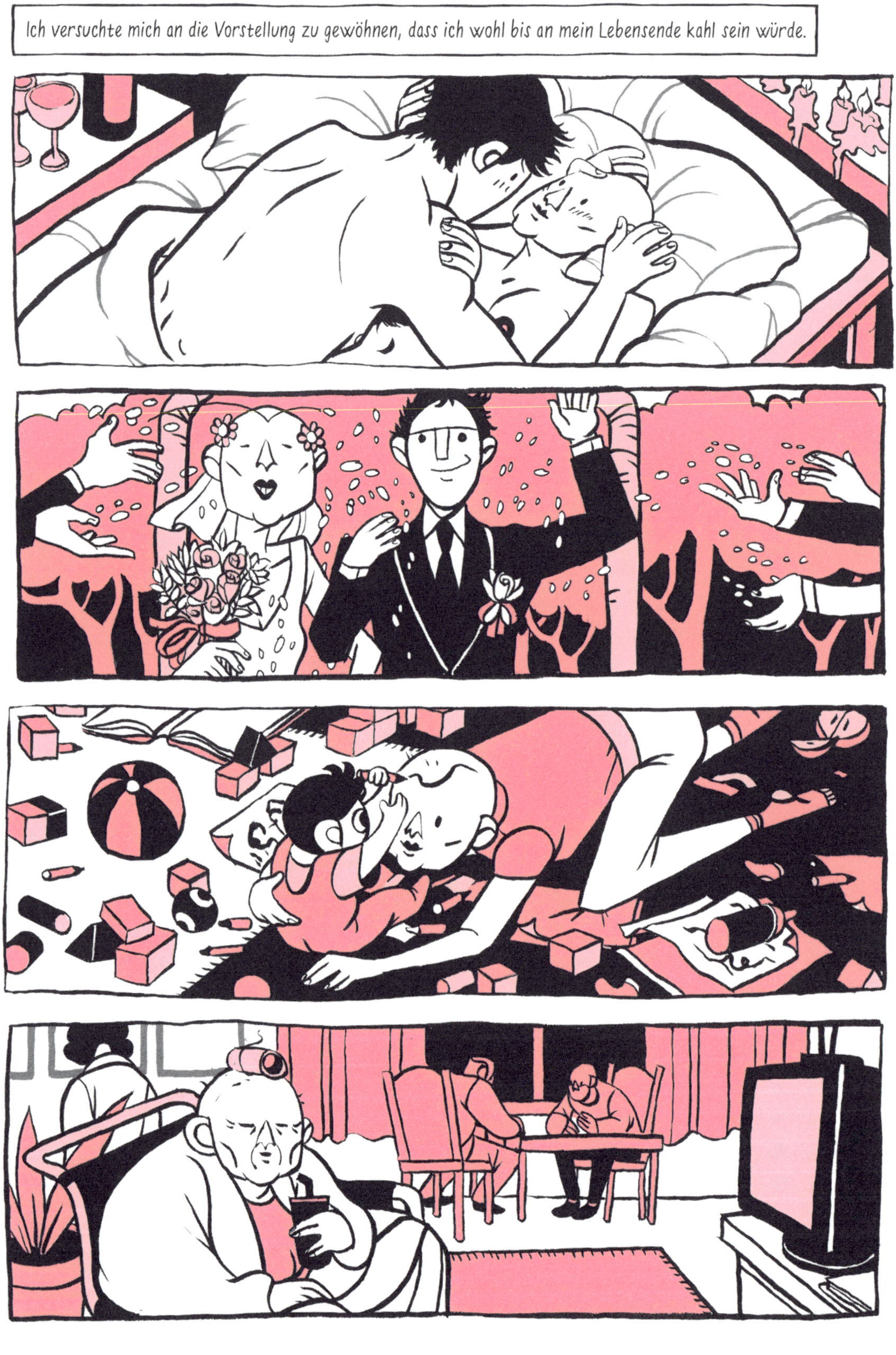
Ich versuchte mich an die Vorstellung zu gewöhnen, dass ich wohl bis an mein Lebensende kahl sein würde.

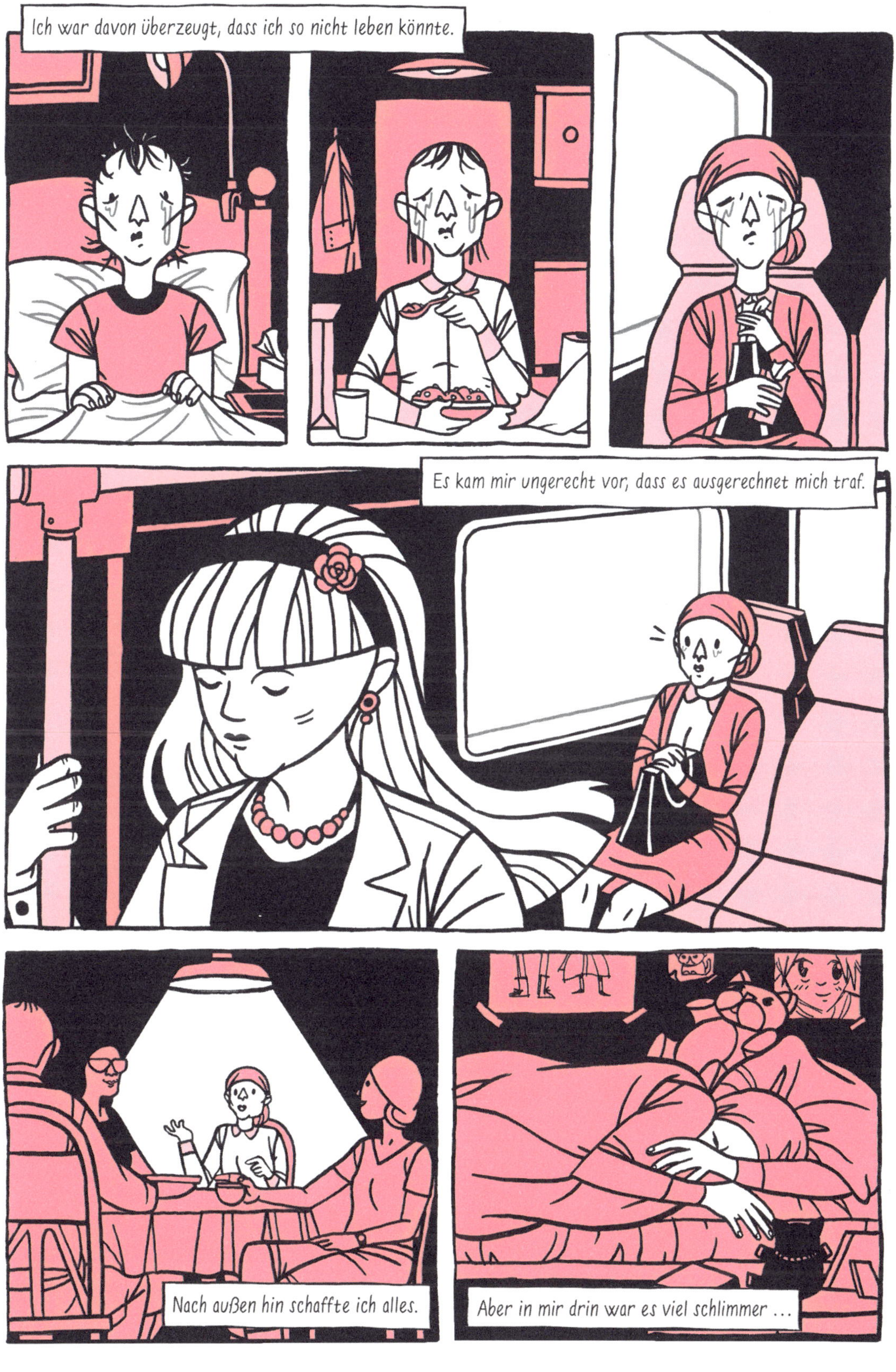
Ich war davon überzeugt, dass ich so nicht leben könnte.
Es kam mir ungerecht vor, dass es ausgerechnet mich traf.
Nach außen hin schaffte ich alles.
Aber in mir drin war es viel schlimmer …

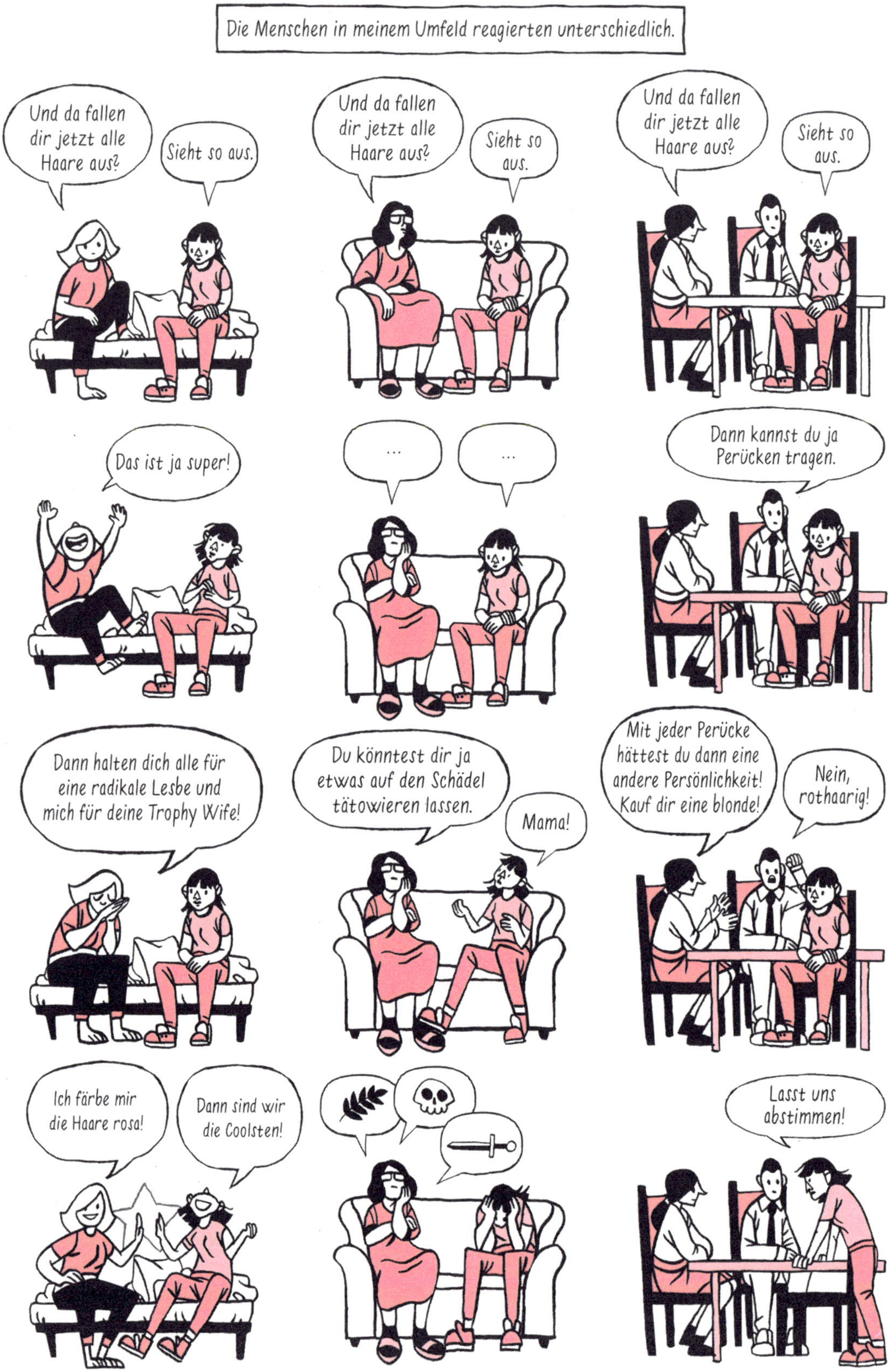
Die Menschen in meinem Umfeld reagierten unterschiedlich.
Und da fallen dir jetzt alle Haare aus?
Sieht so aus.
Und da fallen dir jetzt alle Haare aus?
Sieht so aus.
Und da fallen dir jetzt alle Haare aus?
Sieht so aus.
Das ist ja super!
...
...
Dann kannst du ja Perücken tragen.
Dann halten dich alle für eine radikale Lesbe und mich für deine Trophy Wife!
Du könntest dir ja etwas auf den Schädel tätowieren lassen.
Mama!
Mit jeder Perücke hättest du dann eine andere Persönlichkeit! Kauf dir eine blonde!
Nein, rothaarig!
Ich färbe mir die Haare rosa!
Dann sind wir die Coolsten!
Lasst uns abstimmen!

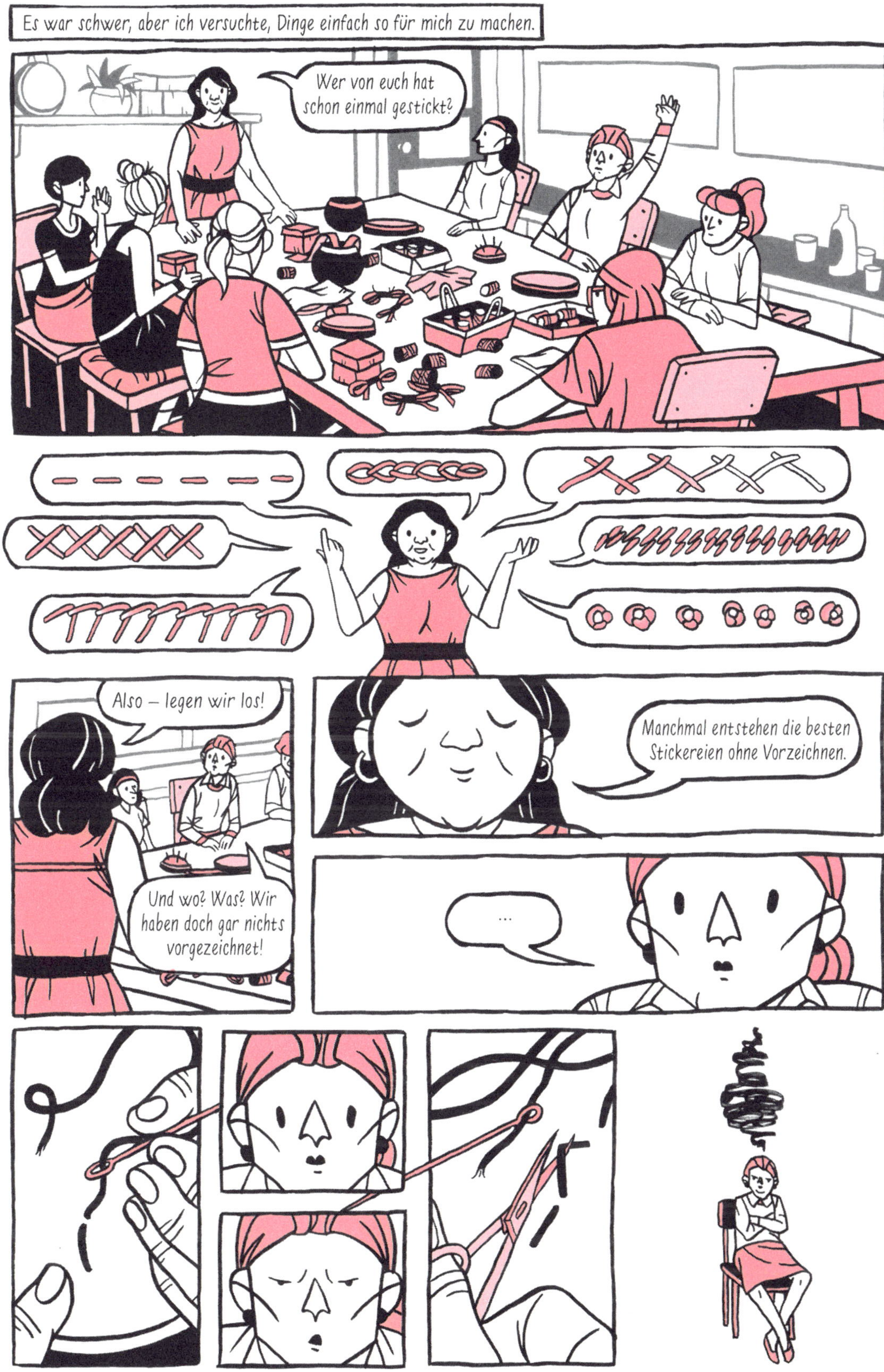
Es war schwer, aber ich versuchte, Dinge einfach so für mich zu machen.
Wer von euch hat schon einmal gestickt?
Also – legen wir los!
Und wo? Was? Wir haben doch gar nichts vorgezeichnet!
Manchmal entstehen die besten Stickereien ohne Vorzeichnen.
...

Ich war davon überzeugt, dass mir mein Körper mit der Alopezie sagen wollte, dass ich meinen Lebensstil ändern musste.

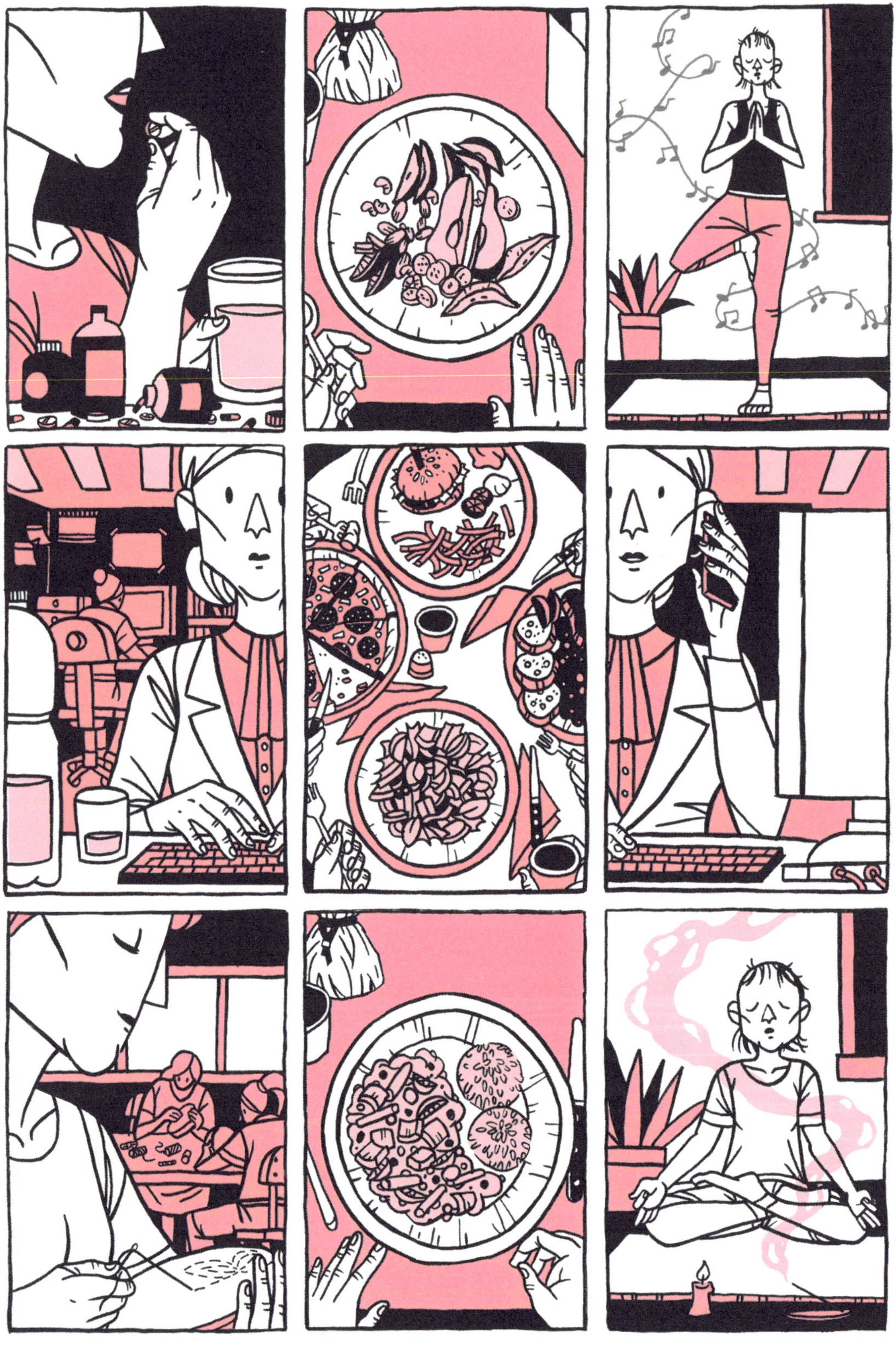

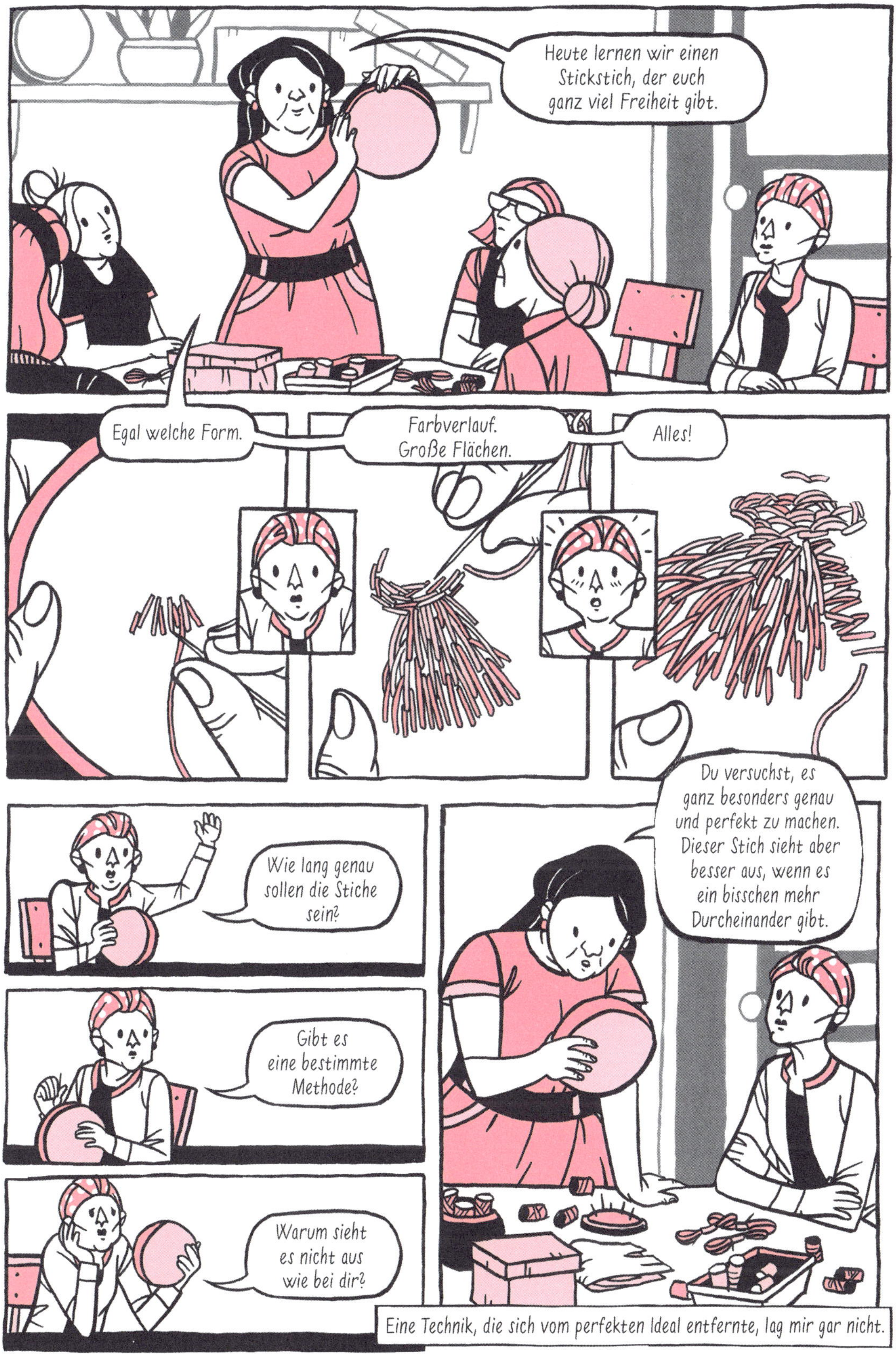
Heute lernen wir einen Stickstich, der euch ganz viel Freiheit gibt.
Egal welche Form.
Farbverlauf. Große Flächen.
Alles!
Wie lang genau sollen die Stiche sein?
Gibt es eine bestimmte Methode?
Warum sieht es nicht aus wie bei dir?
Du versuchst, es ganz besonders genau und perfekt zu machen. Dieser Stich sieht aber besser aus, wenn es ein bisschen mehr Durcheinander gibt.
Eine Technik, die sich vom perfekten Ideal entfernte, lag mir gar nicht.

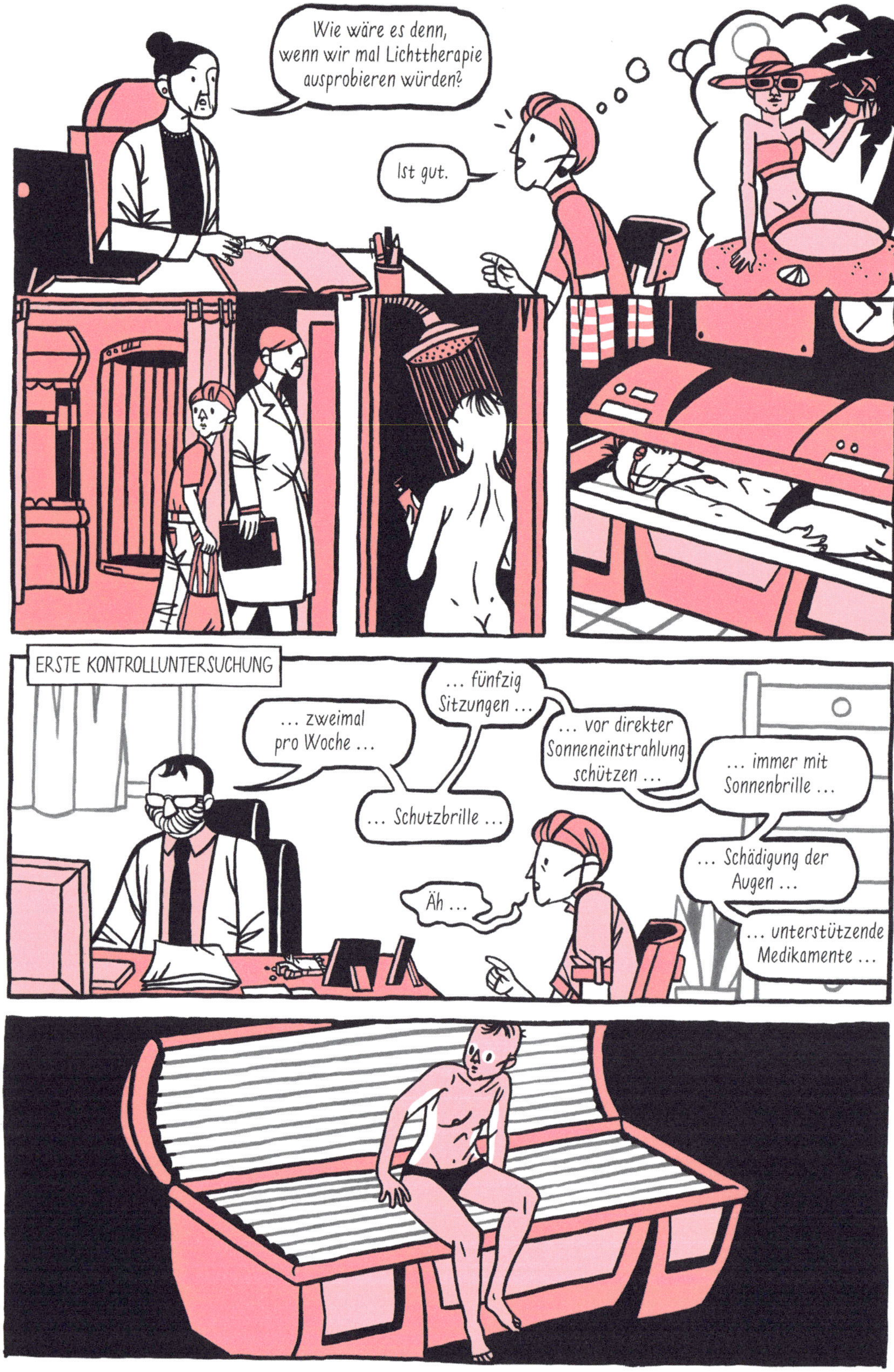
Wie wäre es denn, wenn wir mal Lichttherapie ausprobieren würden?
Ist gut.
ERSTE KONTROLLUNTERSUCHUNG
… zweimal pro Woche …
… fünfzig Sitzungen …
… Schutzbrille …
… vor direkter Sonneneinstrahlung schützen …
… immer mit Sonnenbrille …
… Schädigung der Augen …
Äh …
… unterstützende Medikamente …

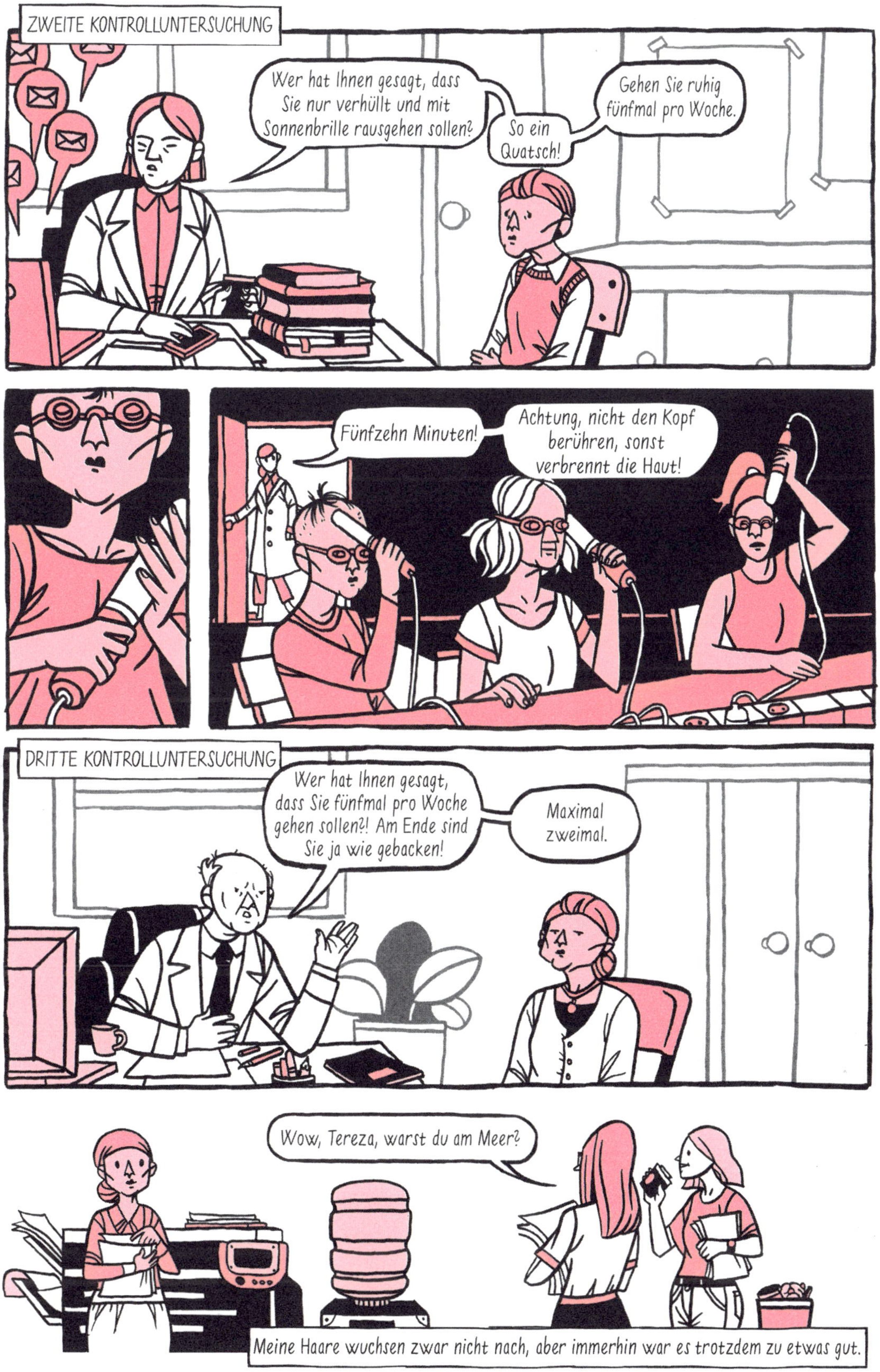
ZWEITE KONTROLLUNTERSUCHUNG
Wer hat Ihnen gesagt, dass Sie nur verhüllt und mit Sonnenbrille rausgehen sollen?
So ein Quatsch!
Gehen Sie ruhig fünfmal pro Woche.
Fünfzehn Minuten!
Achtung, nicht den Kopf berühren, sonst verbrennt die Haut!
DRITTE KONTROLLUNTERSUCHUNG
Wer hat Ihnen gesagt, dass Sie fünfmal pro Woche gehen sollen?! Am Ende sind Sie ja wie gebacken!
Maximal zweimal.
Wow, Tereza, warst du am Meer?
Meine Haare wuchsen zwar nicht nach, aber immerhin war es trotzdem zu etwas gut.

WAS IHR (WAHRSCHEINLICH) NICHT ÜBER PERÜCKEN WUSSTET

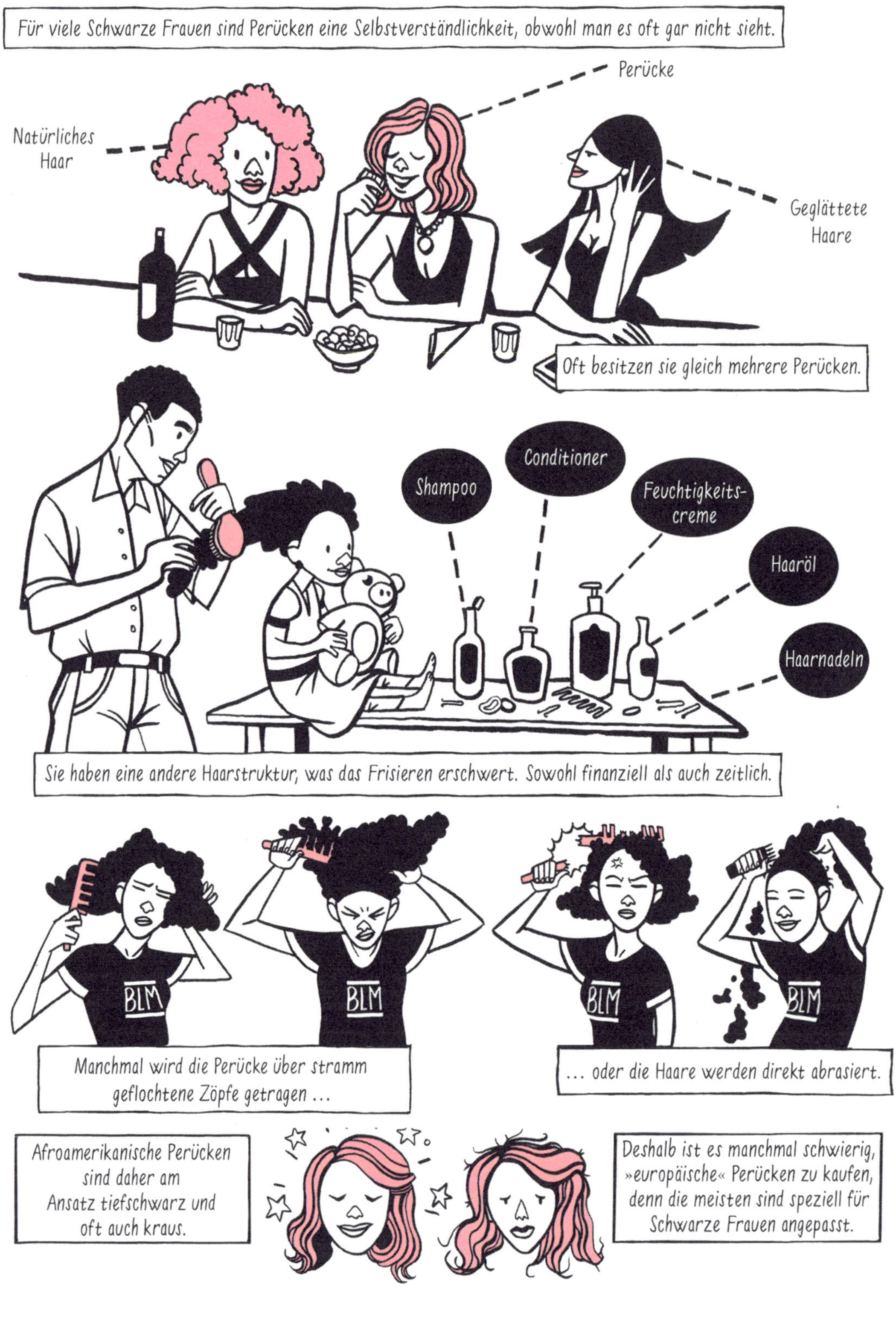
Für viele Schwarze Frauen sind Perücken eine Selbstverständlichkeit, obwohl man es oft gar nicht sieht.
Natürliches Haar
Perücke
Geglättete Haare
Oft besitzen sie gleich mehrere Perücken.
Shampoo
Conditioner
Feuchtigkeits-creme
Haaröl
Haarnadeln
Sie haben eine andere Haarstruktur, was das Frisieren erschwert. Sowohl finanziell als auch zeitlich.
BLM
BLM
BLM
BLM
Manchmal wird die Perücke über stramm geflochtene Zöpfe getragen …
… oder die Haare werden direkt abrasiert.
Afroamerikanische Perücken sind daher am Ansatz tiefschwarz und oft auch kraus.
Deshalb ist es manchmal schwierig, »europäische« Perücken zu kaufen, denn die meisten sind speziell für Schwarze Frauen angepasst.

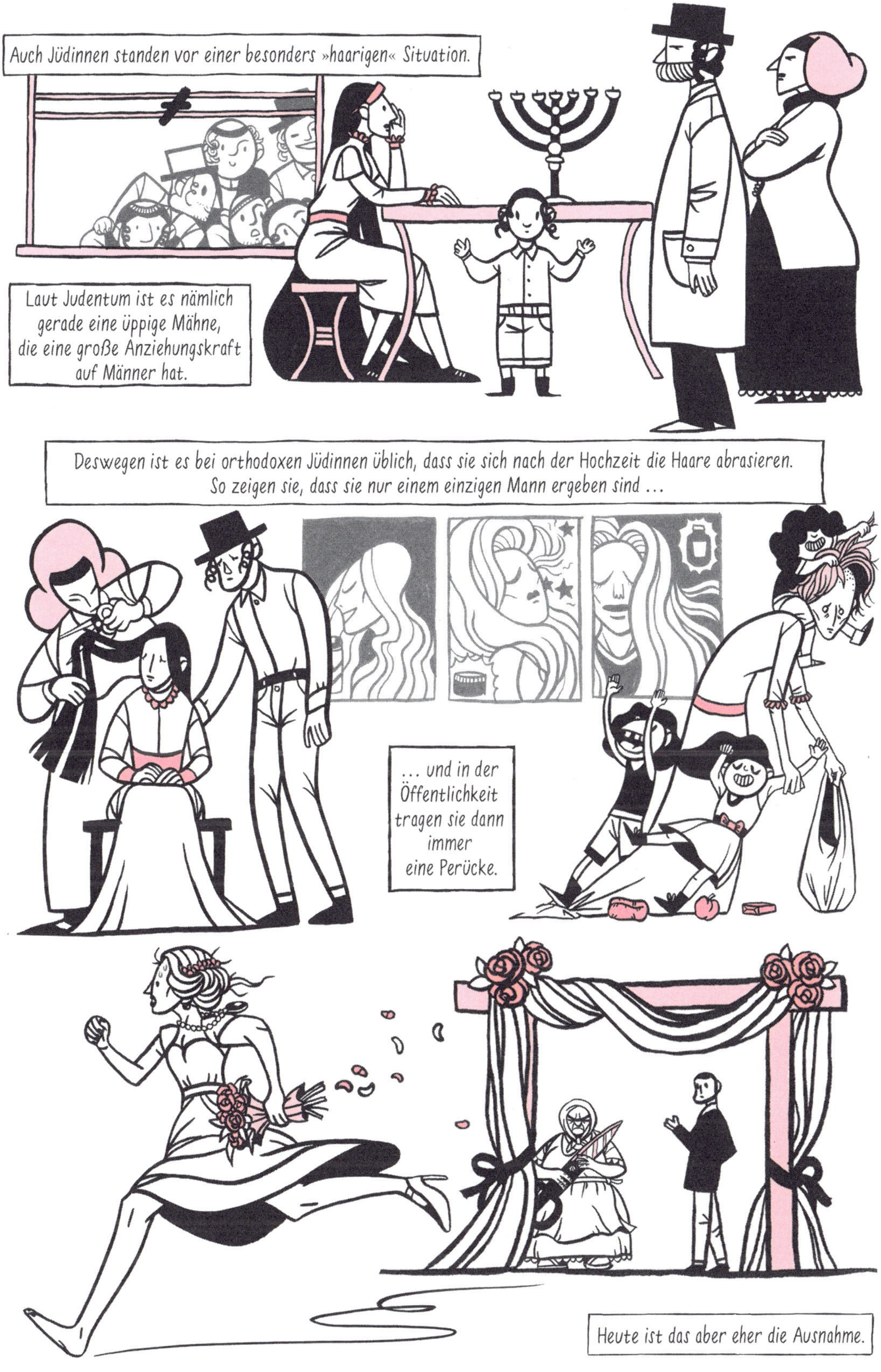

Auch Jüdinnen standen vor einer besonders »haarigen« Situation.
Laut Judentum ist es nämlich gerade eine üppige Mähne, die eine große Anziehungskraft auf Männer hat.
Deswegen ist es bei orthodoxen Jüdinnen üblich, dass sie sich nach der Hochzeit die Haare abrasieren. So zeigen sie, dass sie nur einem einzigen Mann ergeben sind …
… und in der Öffentlichkeit tragen sie dann immer eine Perücke.
Heute ist das aber eher die Ausnahme.

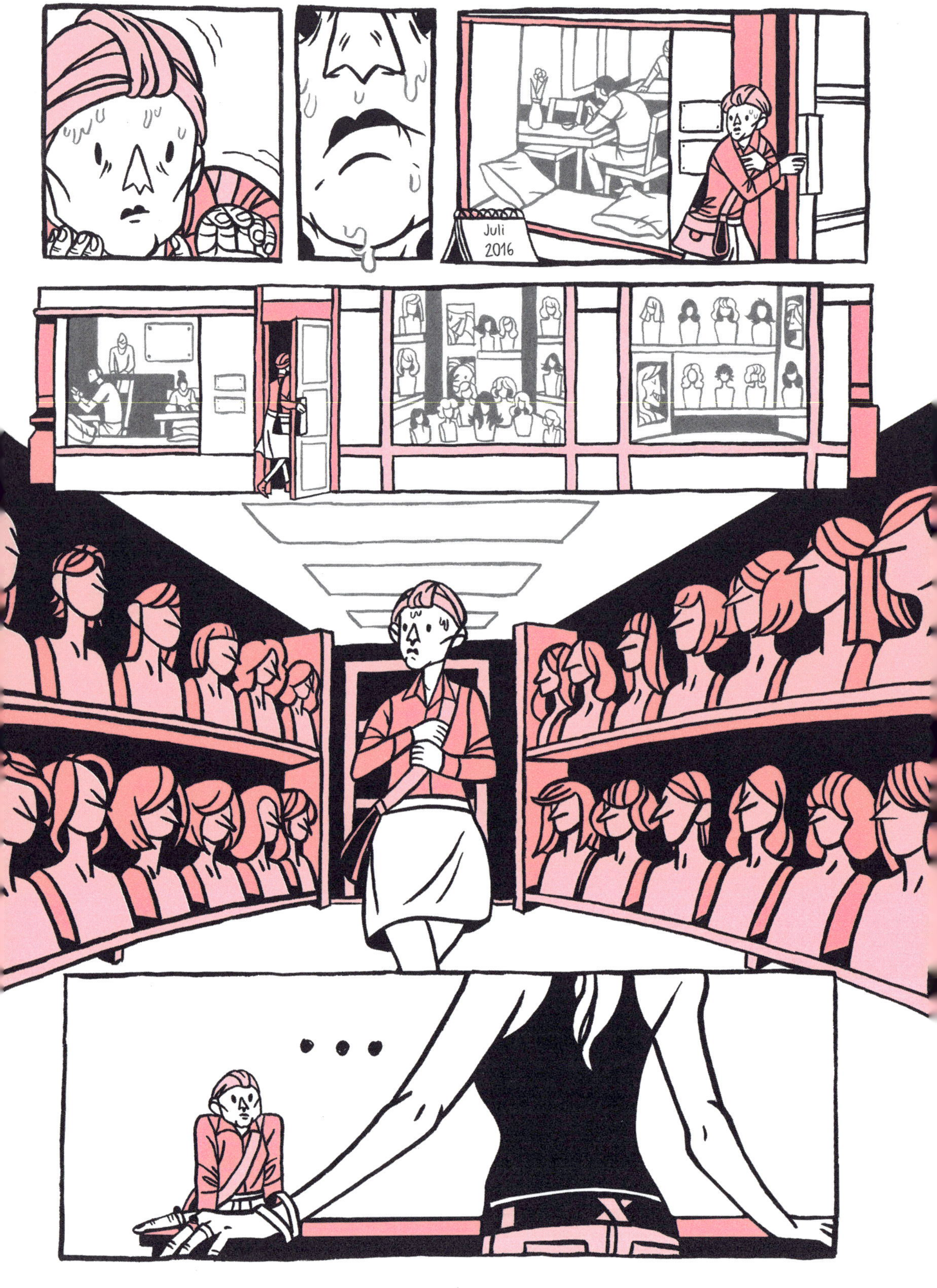
Juli
2016
...

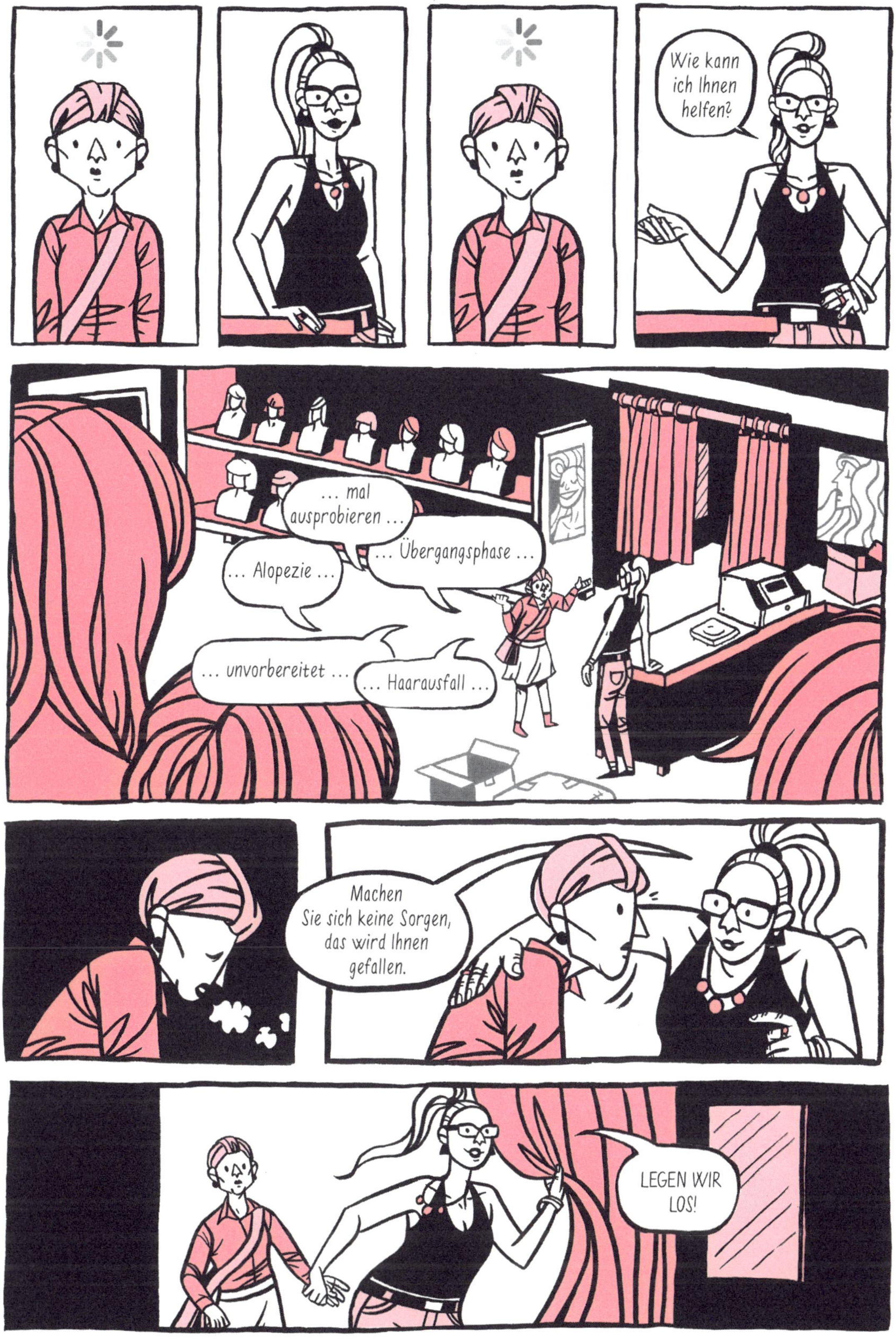
Wie kann ich Ihnen helfen?
… mal ausprobieren …
… Alopezie …
… Übergangsphase …
… unvorbereitet …
… Haarausfall …
Machen Sie sich keine Sorgen, das wird Ihnen gefallen.
LEGEN WIR LOS!

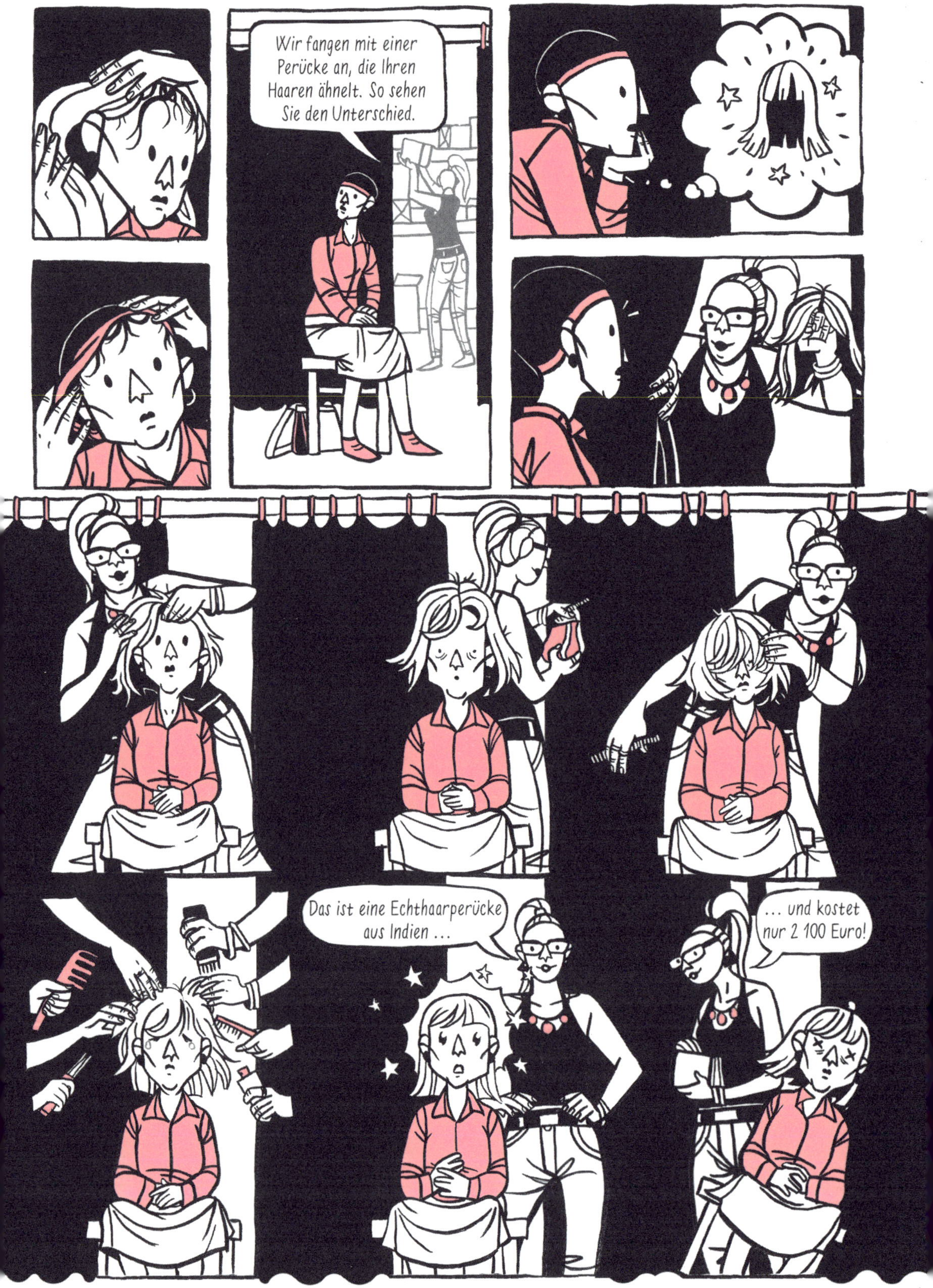
Wir fangen mit einer Perücke an, die Ihren Haaren ähnelt. So sehen Sie den Unterschied.
Das ist eine Echthaarperücke aus Indien …
… und kostet nur 2 100 Euro!

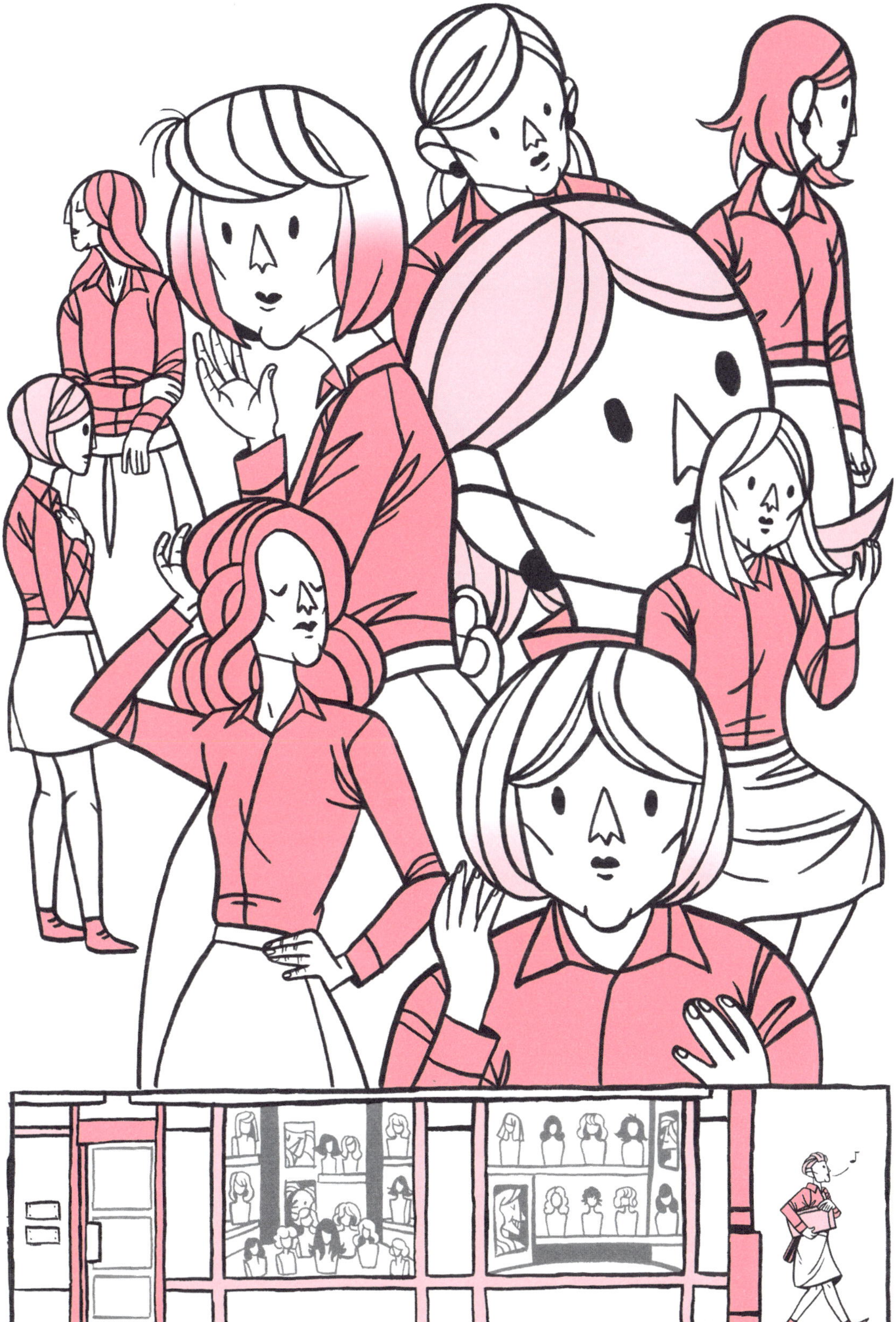

SO VIEL KANN ALOPEZIE KOSTEN

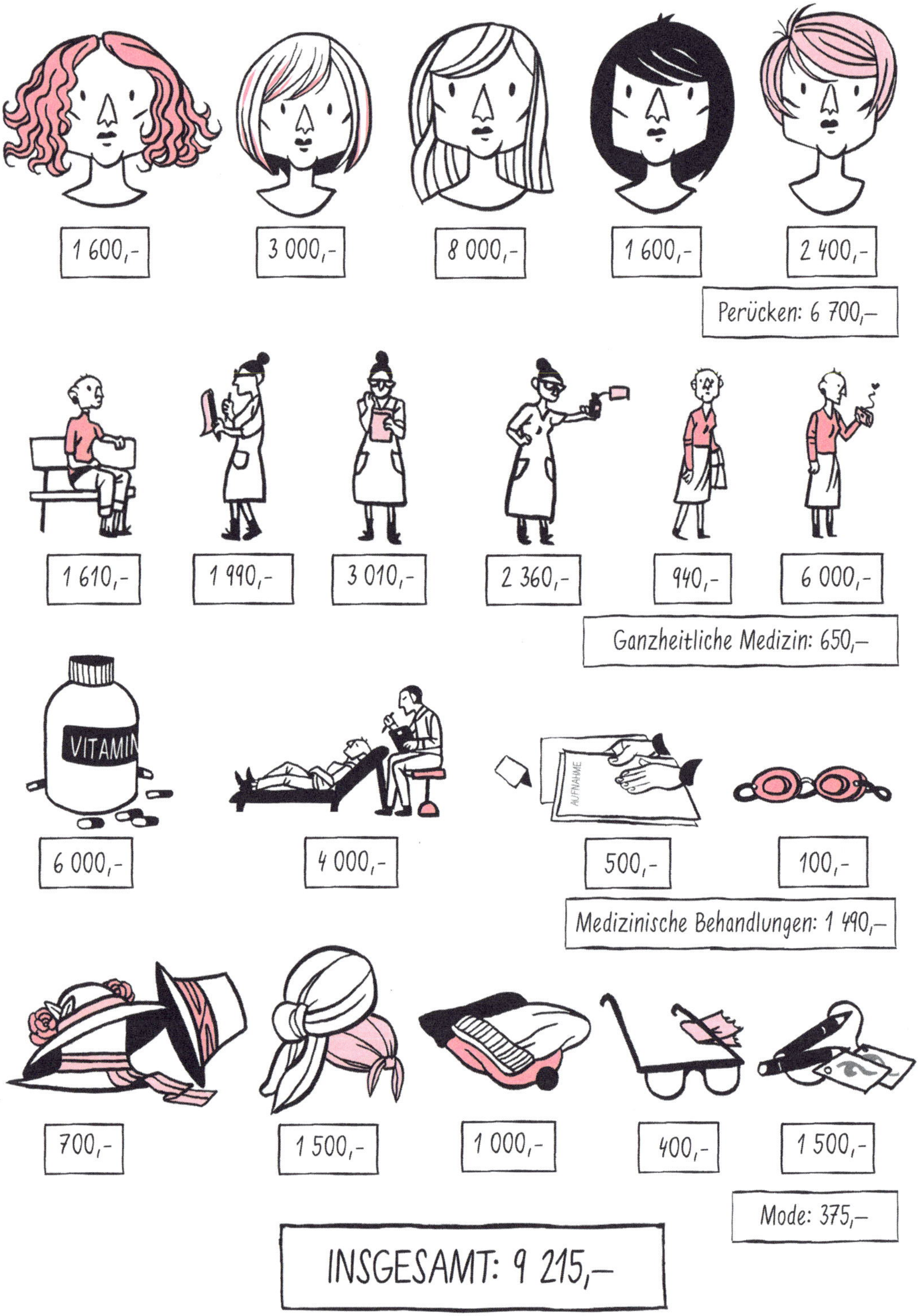

WAS ICH MIR DAFÜR KAUFEN KÖNNTE?

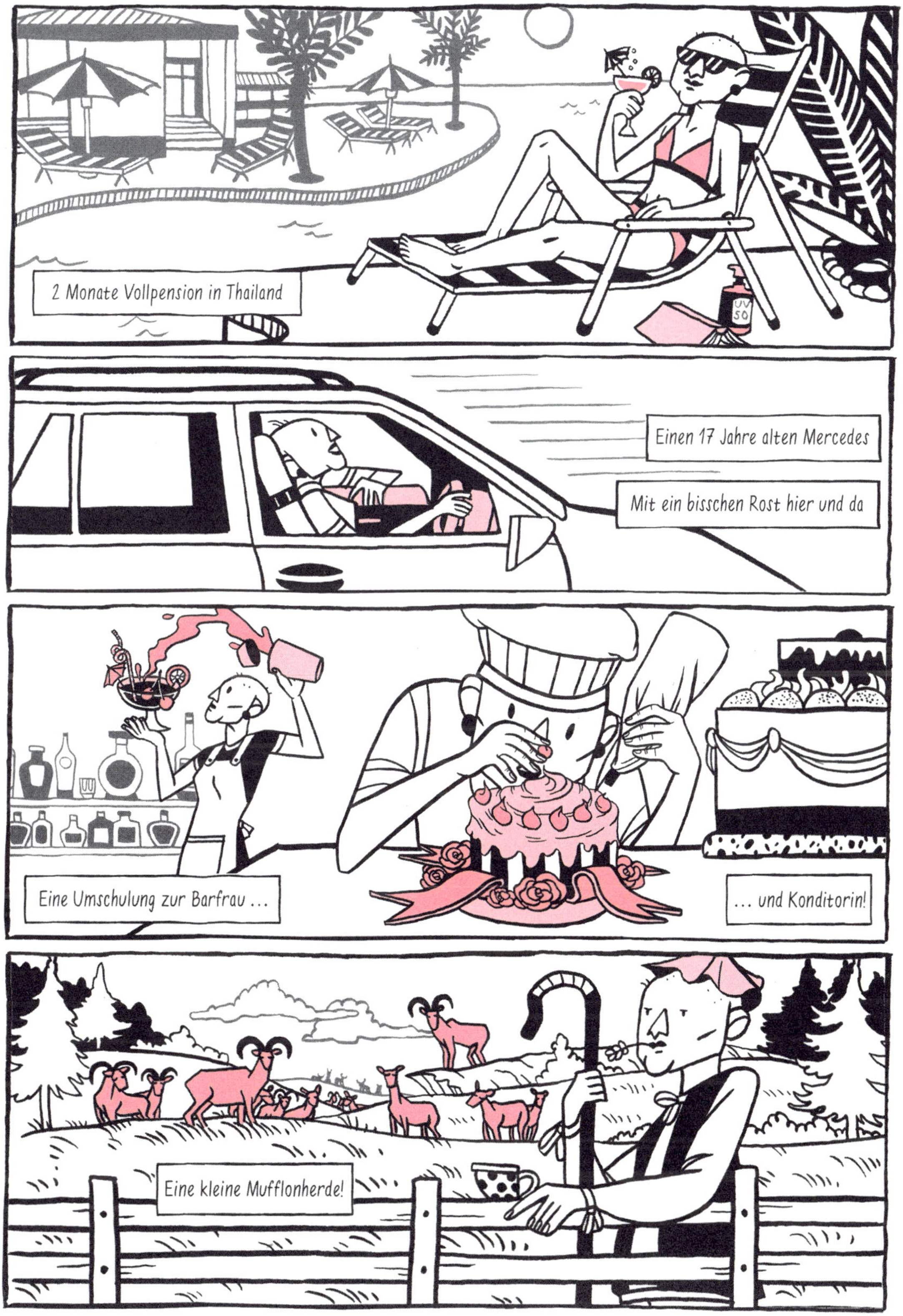
2 Monate Vollpension in Thailand
UV 50
Einen 17 Jahre alten Mercedes
Mit ein bisschen Rost hier und da
Eine Umschulung zur Barfrau …
… und Konditorin!
Eine kleine Mufflonherde!

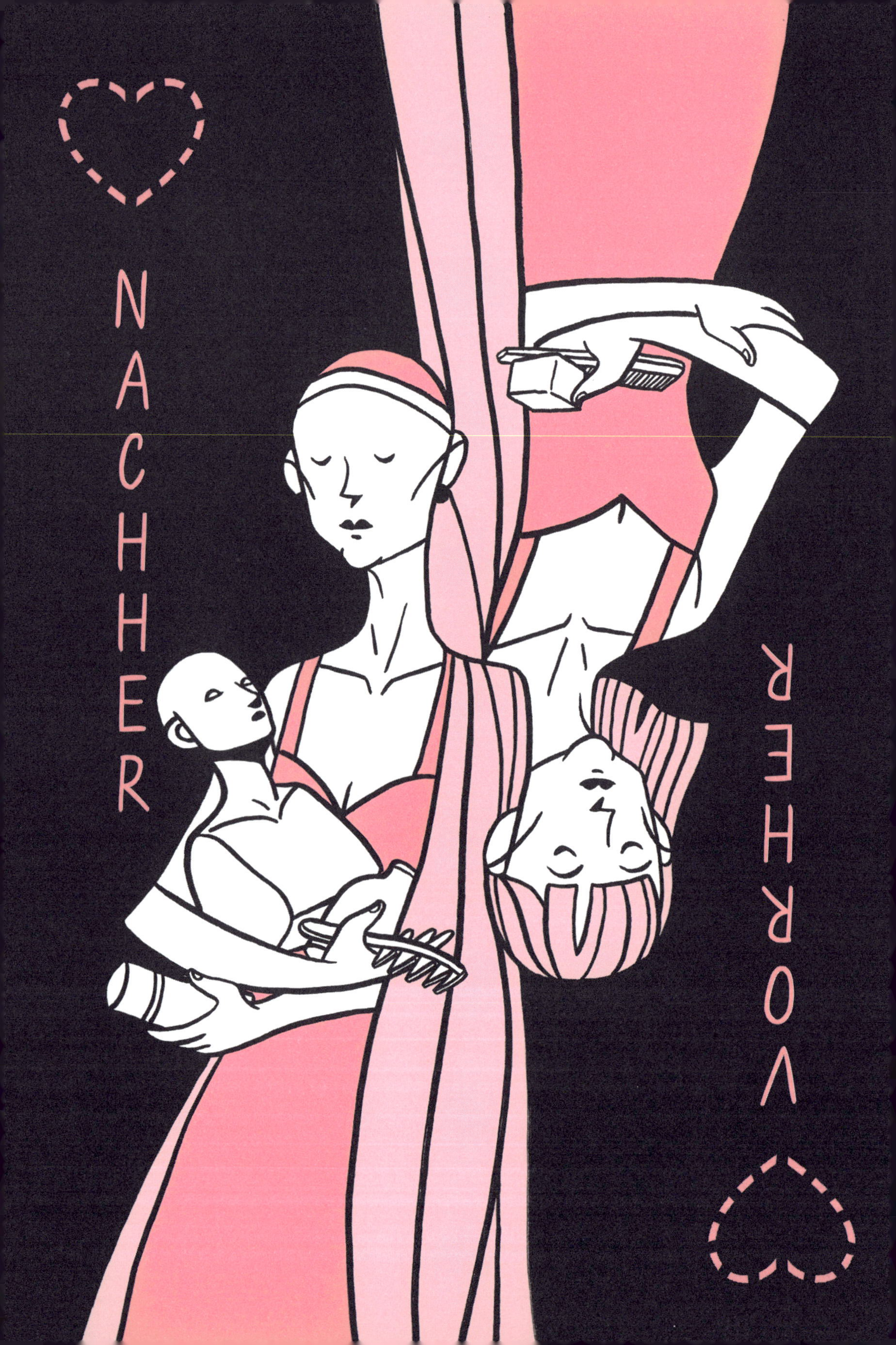
NACHHER
VORHER

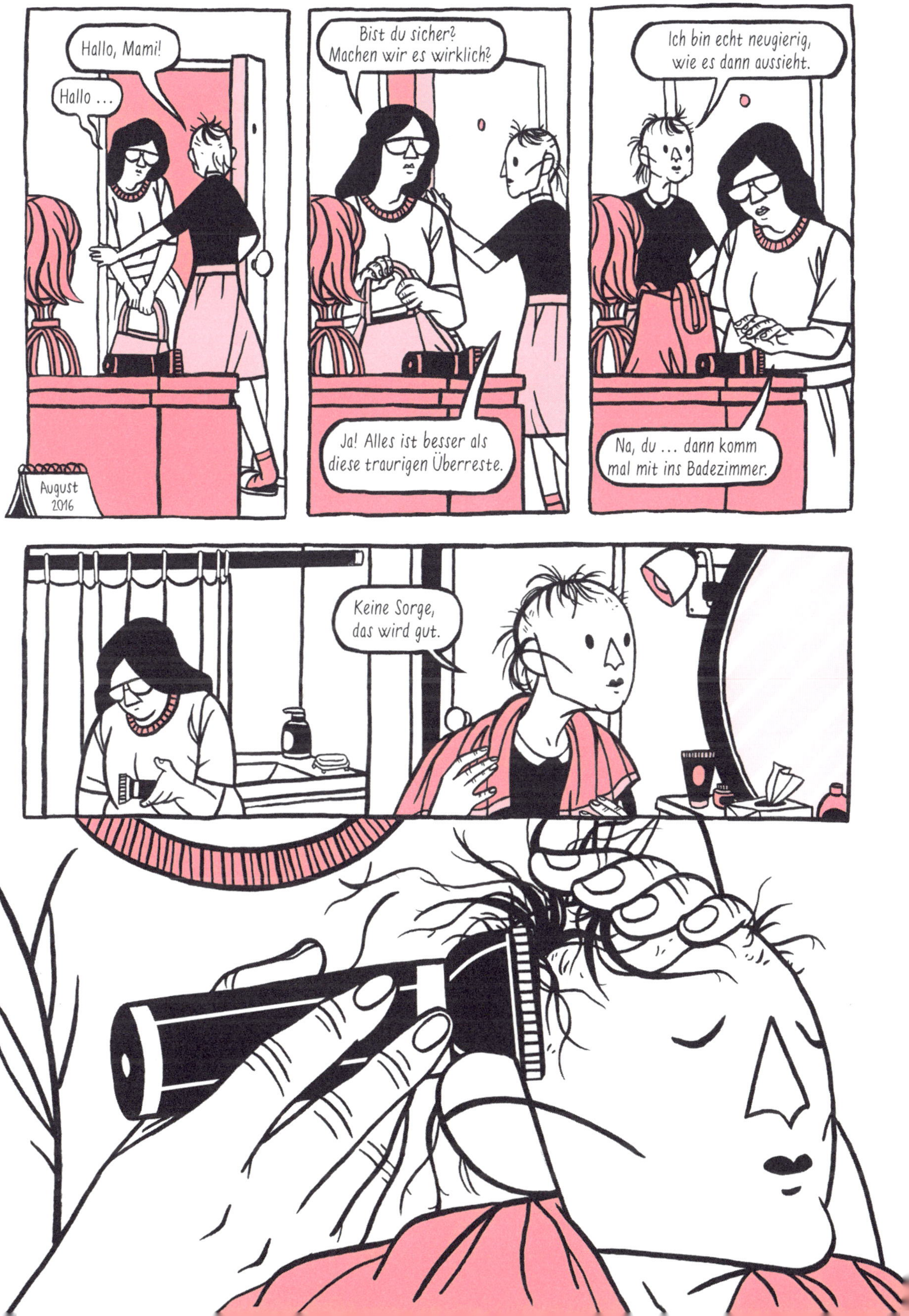
Hallo, Mami!
Hallo …
August 2016
Bist du sicher? Machen wir es wirklich?
Ja! Alles ist besser als diese traurigen Überreste.
Ich bin echt neugierig, wie es dann aussieht.
Na, du … dann komm mal mit ins Badezimmer.
Keine Sorge, das wird gut.

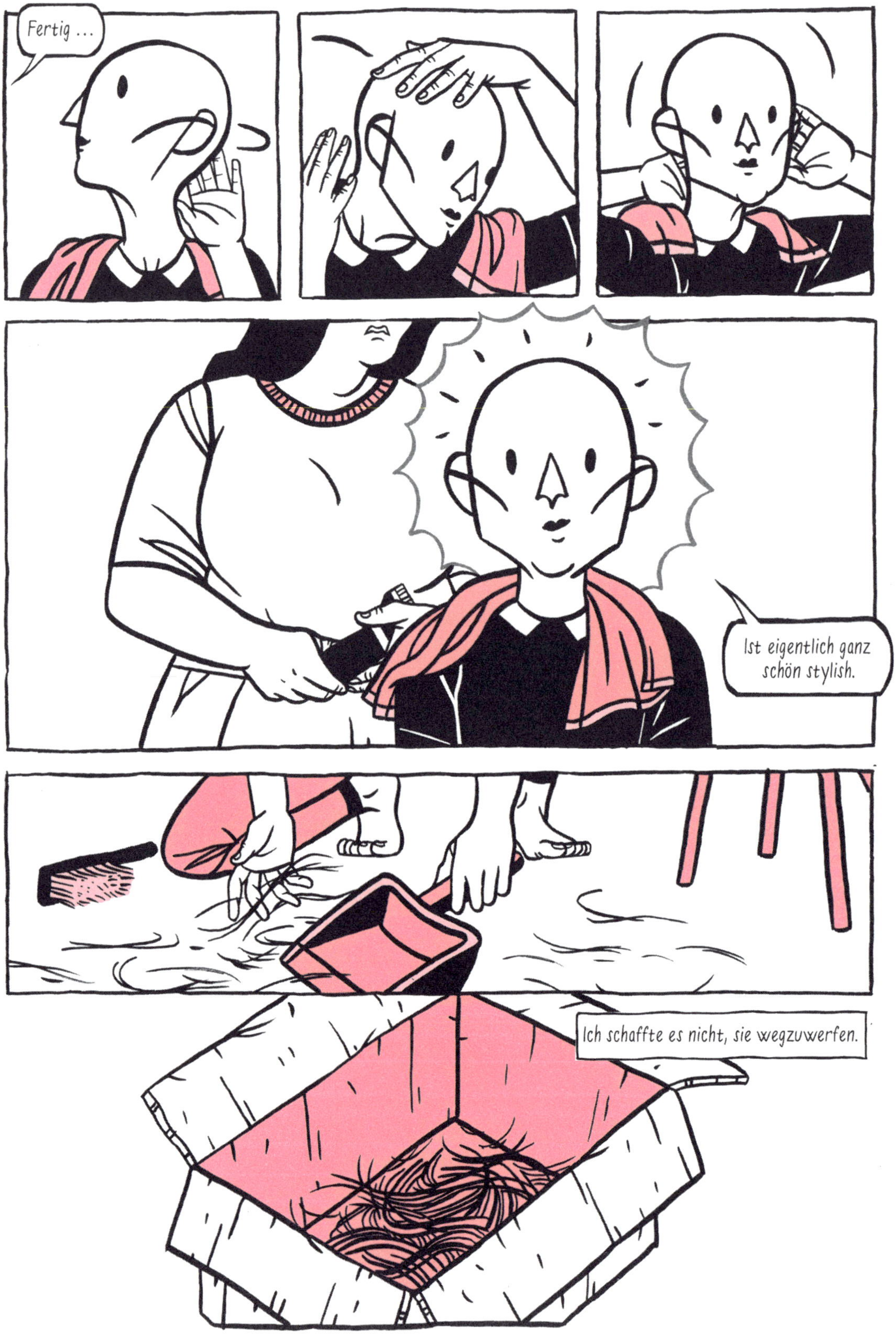
Fertig ...
Ist eigentlich ganz schön stylish.
Ich schaffte es nicht, sie wegzuwerfen.

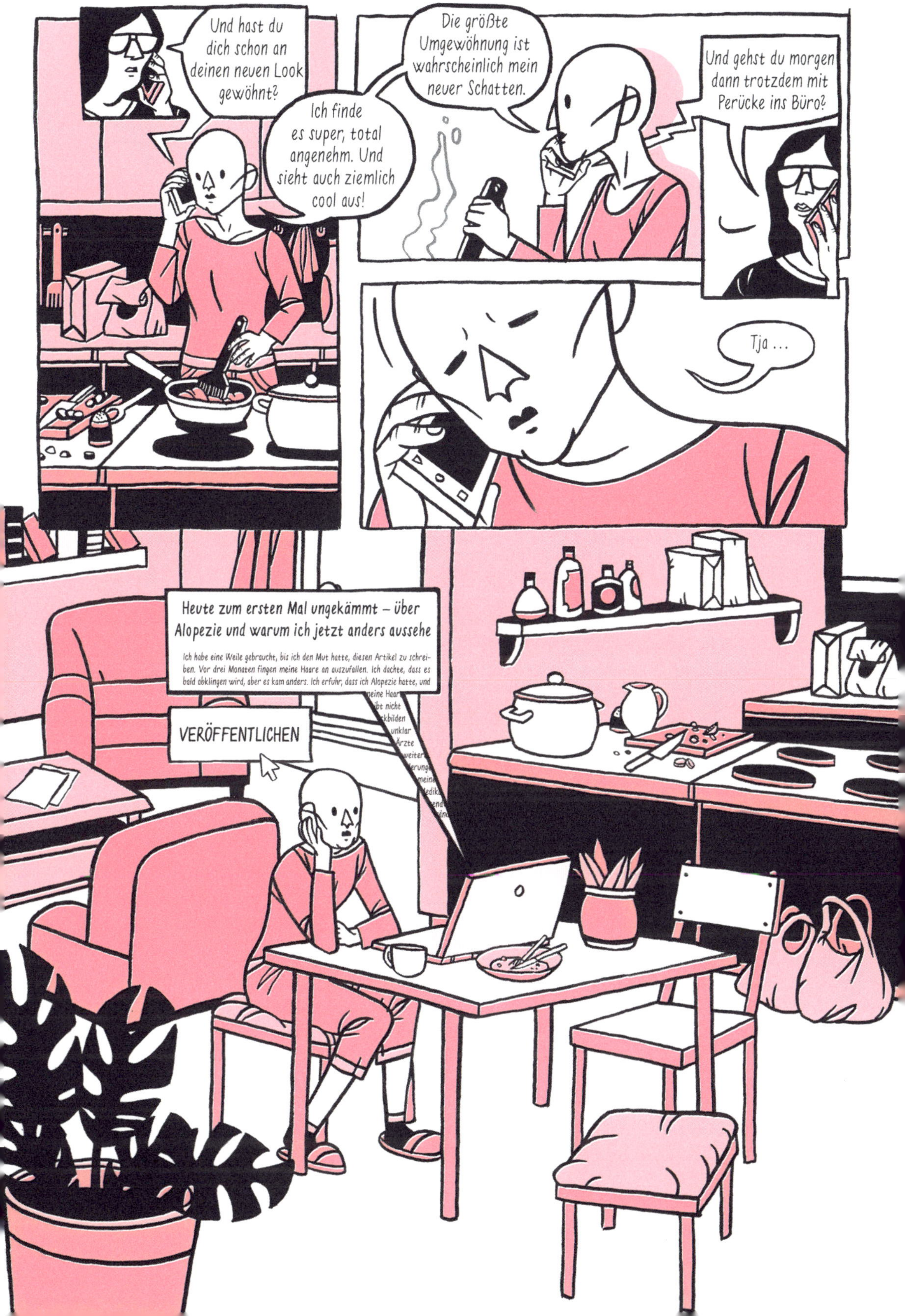
Und hast du dich schon an deinen neuen Look gewöhnt?
Ich finde es super, total angenehm. Und sieht auch ziemlich cool aus!
Die größte Umgewöhnung ist wahrscheinlich mein neuer Schatten.
Und gehst du morgen dann trotzdem mit Perücke ins Büro?
Tja …
Heute zum ersten Mal ungekämmt – über Alopezie und warum ich jetzt anders aussehe
Ich habe eine Weile gebraucht, bis ich den Mut hatte, diesen Artikel zu schreiben. Vor drei Monaten fingen meine Haare an auszufallen. Ich dachte, dass es bald abklingen wird, aber es kam anders. Ich erfuhr, dass ich Alopezie hatte, und
VERÖFFENTLICHEN

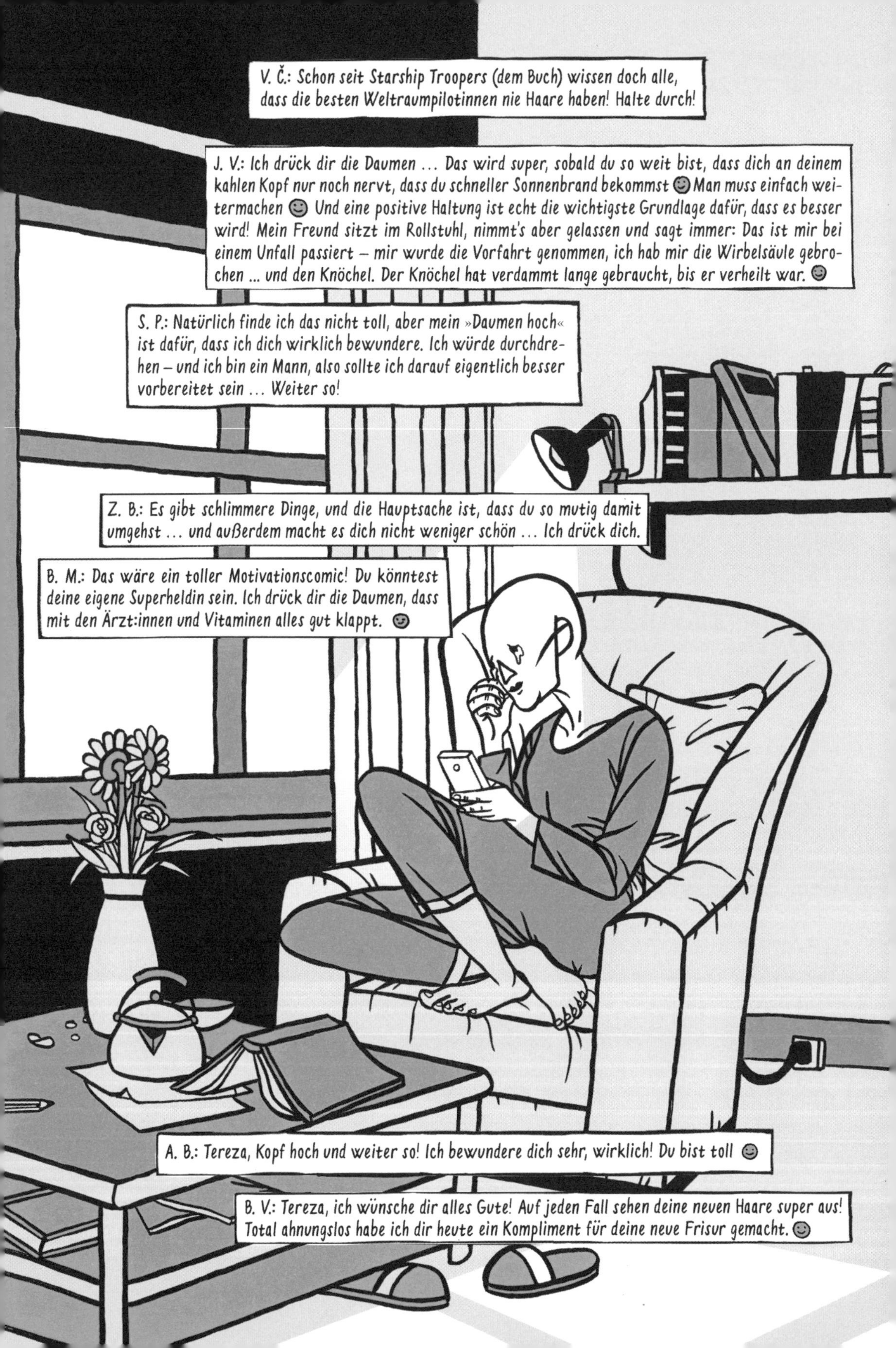
V. Č.: Schon seit Starship Troopers (dem Buch) wissen doch alle, dass die besten Weltraumpilotinnen nie Haare haben! Halte durch!
J. V.: Ich drück dir die Daumen … Das wird super, sobald du so weit bist, dass dich an deinem kahlen Kopf nur noch nervt, dass du schneller Sonnenbrand bekommst ☺ Man muss einfach weitermachen ☺ Und eine positive Haltung ist echt die wichtigste Grundlage dafür, dass es besser wird! Mein Freund sitzt im Rollstuhl, nimmt's aber gelassen und sagt immer: Das ist mir bei einem Unfall passiert – mir wurde die Vorfahrt genommen, ich hab mir die Wirbelsäule gebrochen ... und den Knöchel. Der Knöchel hat verdammt lange gebraucht, bis er verheilt war. ☺
S. P.: Natürlich finde ich das nicht toll, aber mein »Daumen hoch« ist dafür, dass ich dich wirklich bewundere. Ich würde durchdrehen – und ich bin ein Mann, also sollte ich darauf eigentlich besser vorbereitet sein … Weiter so!
Z. B.: Es gibt schlimmere Dinge, und die Hauptsache ist, dass du so mutig damit umgehst … und außerdem macht es dich nicht weniger schön … Ich drück dich.
B. M.: Das wäre ein toller Motivationscomic! Du könntest deine eigene Superheldin sein. Ich drück dir die Daumen, dass mit den Ärzt:innen und Vitaminen alles gut klappt. ☺
A. B.: Tereza, Kopf hoch und weiter so! Ich bewundere dich sehr, wirklich! Du bist toll ☺
B. V.: Tereza, ich wünsche dir alles Gute! Auf jeden Fall sehen deine neuen Haare super aus! Total ahnungslos habe ich dir heute ein Kompliment für deine neue Frisur gemacht. ☺

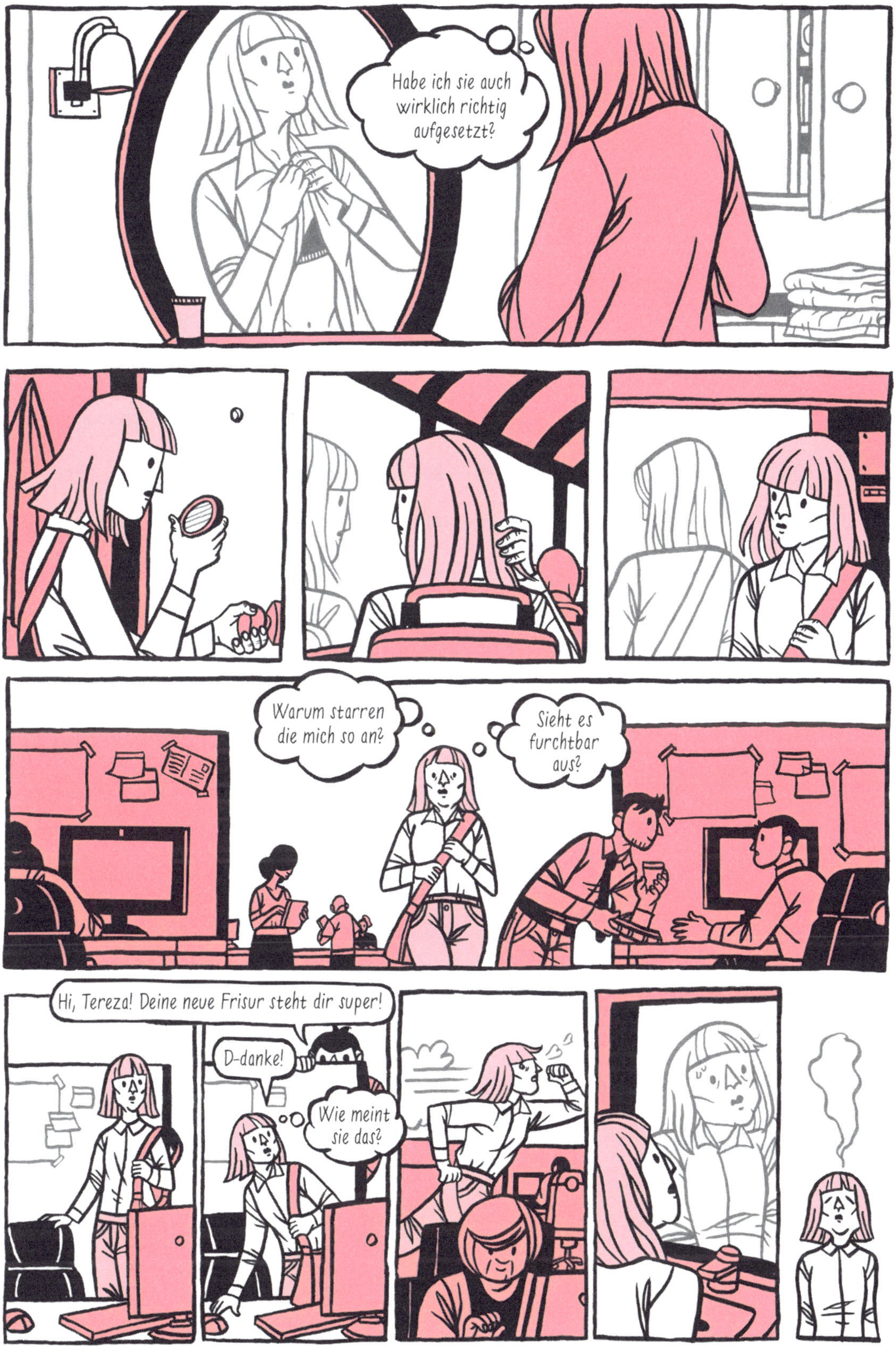
Habe ich sie auch wirklich richtig aufgesetzt?
Warum starren die mich so an?
Sieht es furchtbar aus?
Hi, Tereza! Deine neue Frisur steht dir super!
D-danke!
Wie meint sie das?

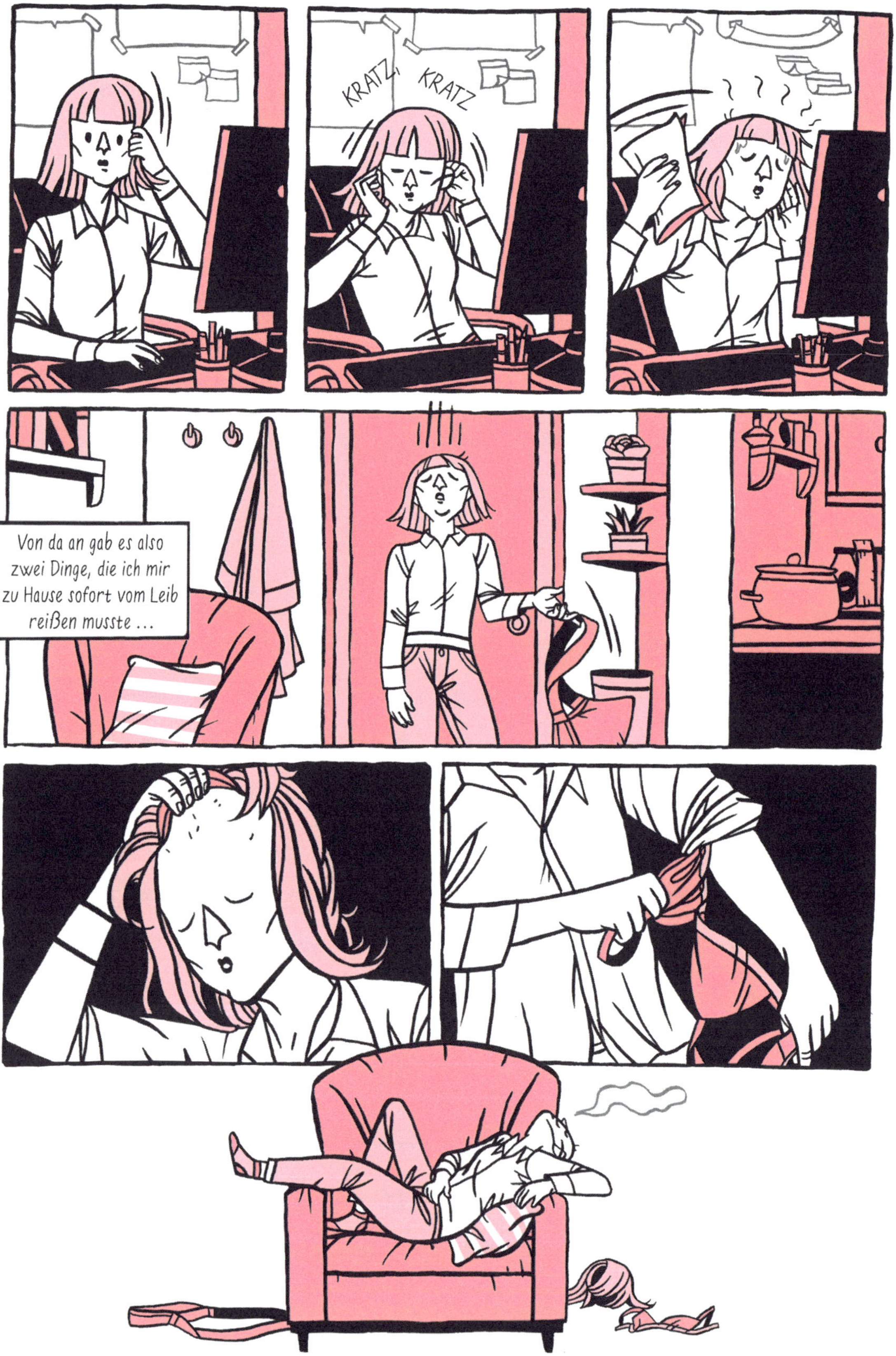
KRATZ, KRATZ
Von da an gab es also zwei Dinge, die ich mir zu Hause sofort vom Leib reißen musste ...

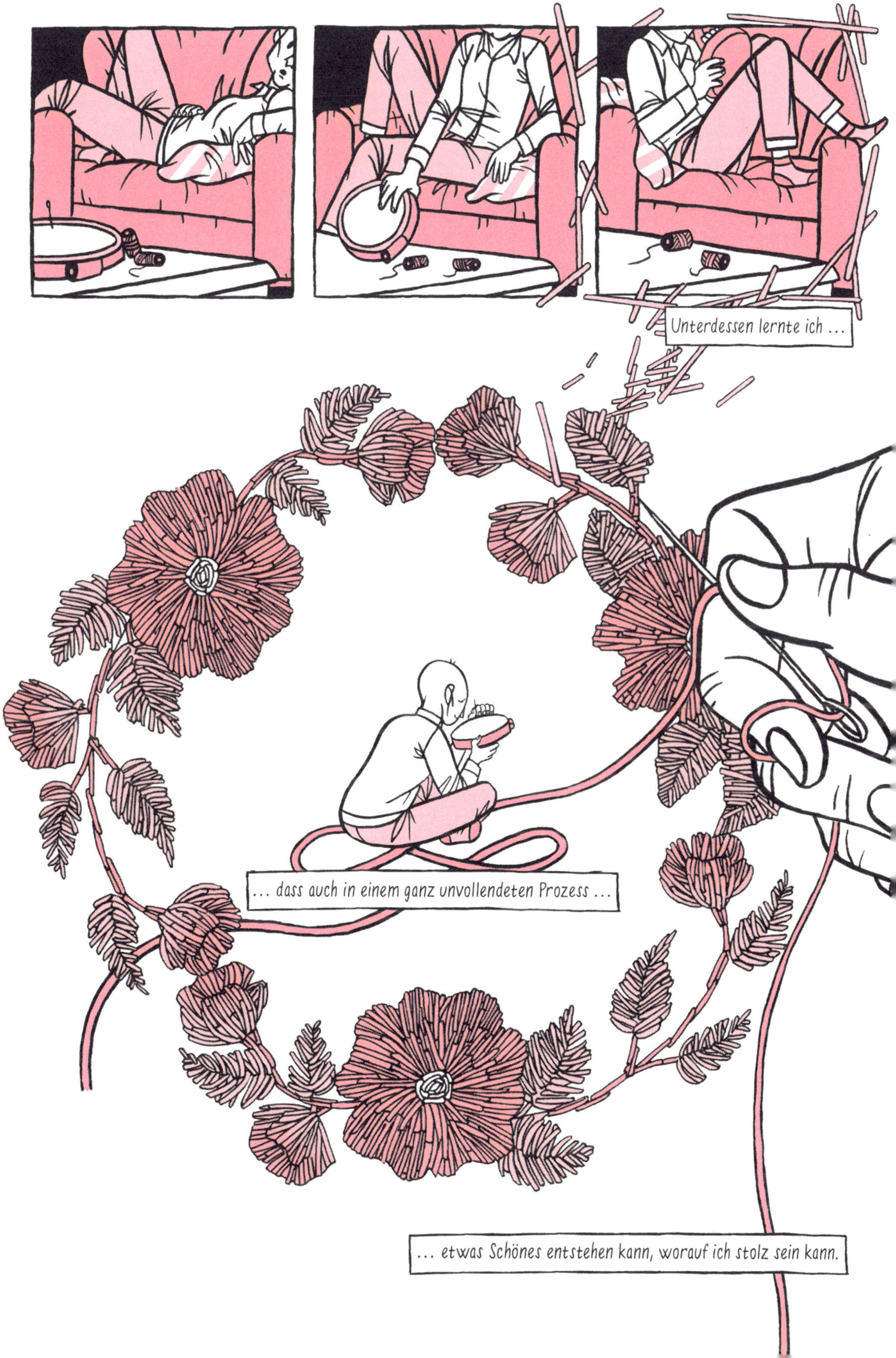
Unterdessen lernte ich …
… dass auch in einem ganz unvollendeten Prozess …
… etwas Schönes entstehen kann, worauf ich stolz sein kann.

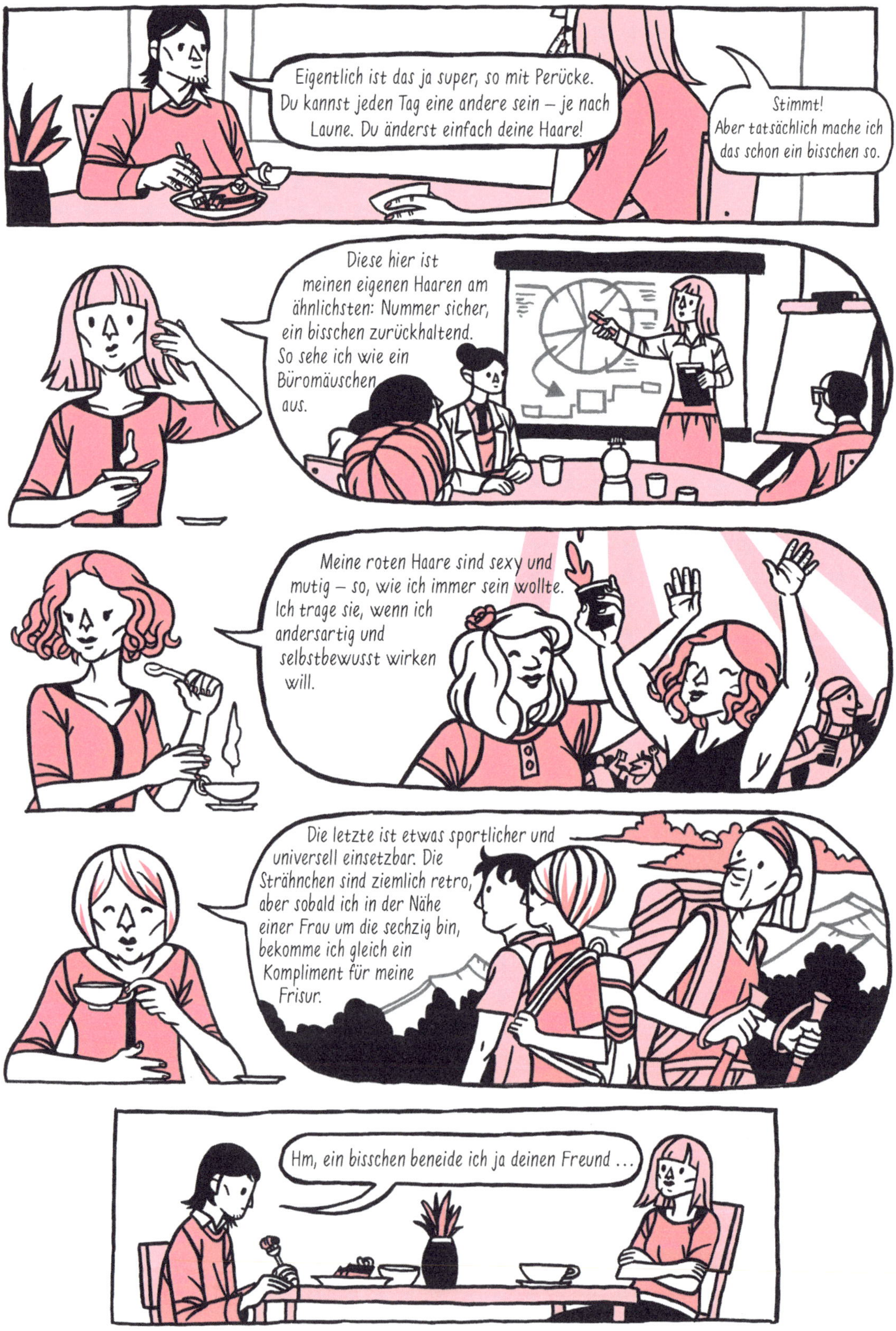

Eigentlich ist das ja super, so mit Perücke. Du kannst jeden Tag eine andere sein – je nach Laune. Du änderst einfach deine Haare!
Stimmt! Aber tatsächlich mache ich das schon ein bisschen so.
Diese hier ist meinen eigenen Haaren am ähnlichsten: Nummer sicher, ein bisschen zurückhaltend. So sehe ich wie ein Büromäuschen aus.
Meine roten Haare sind sexy und mutig – so, wie ich immer sein wollte. Ich trage sie, wenn ich andersartig und selbstbewusst wirken will.
Die letzte ist etwas sportlicher und universell einsetzbar. Die Strähnchen sind ziemlich retro, aber sobald ich in der Nähe einer Frau um die sechzig bin, bekomme ich gleich ein Kompliment für meine Frisur.
Hm, ein bisschen beneide ich ja deinen Freund …

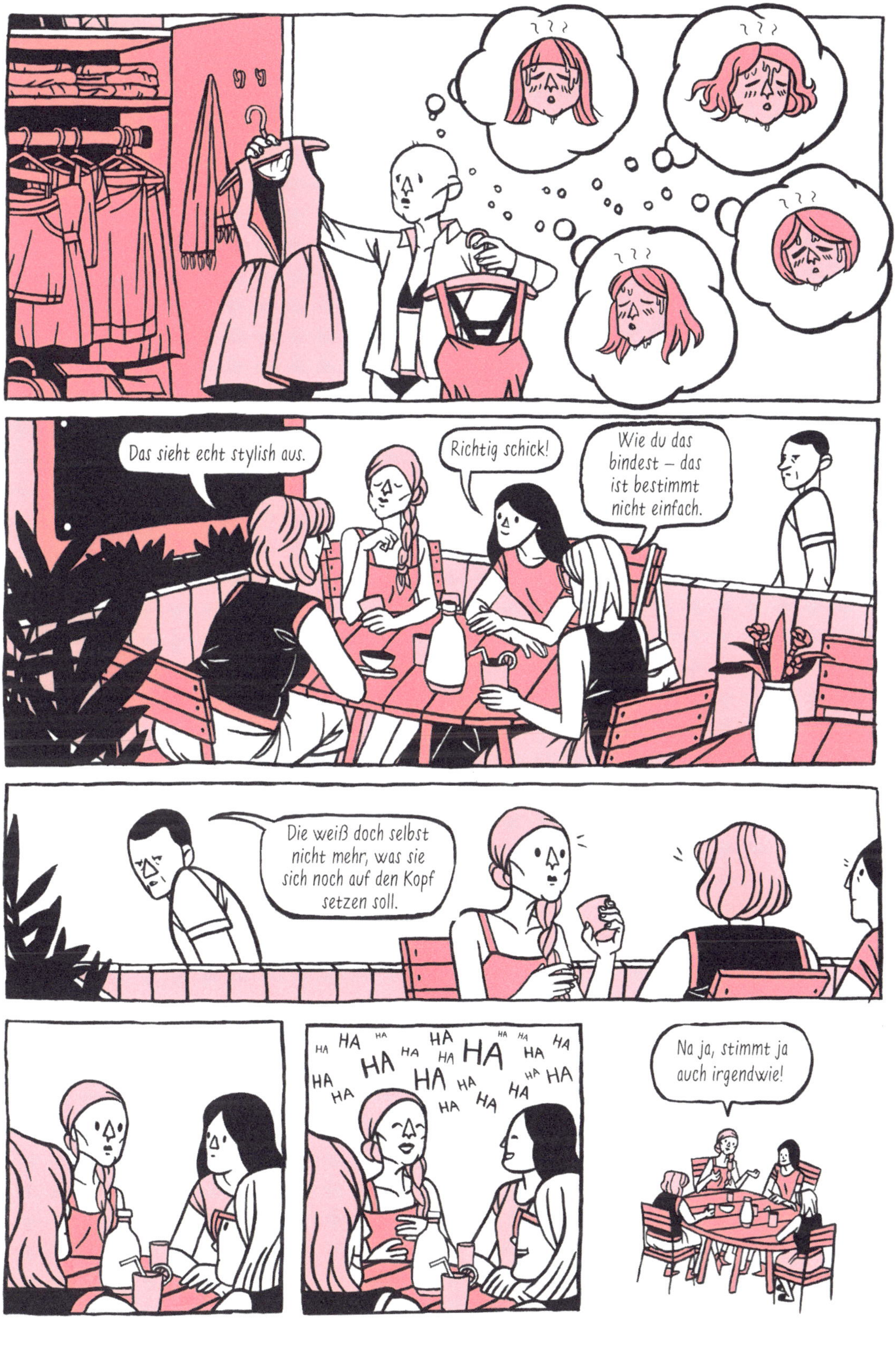
Das sieht echt stylish aus.
Richtig schick!
Wie du das bindest – das ist bestimmt nicht einfach.
Die weiß doch selbst nicht mehr, was sie sich noch auf den Kopf setzen soll.
HA HA HA HA HA HA HA HA HA HA HA
HA HA HA HA HA HA HA HA HA HA
Na ja, stimmt ja auch irgendwie!

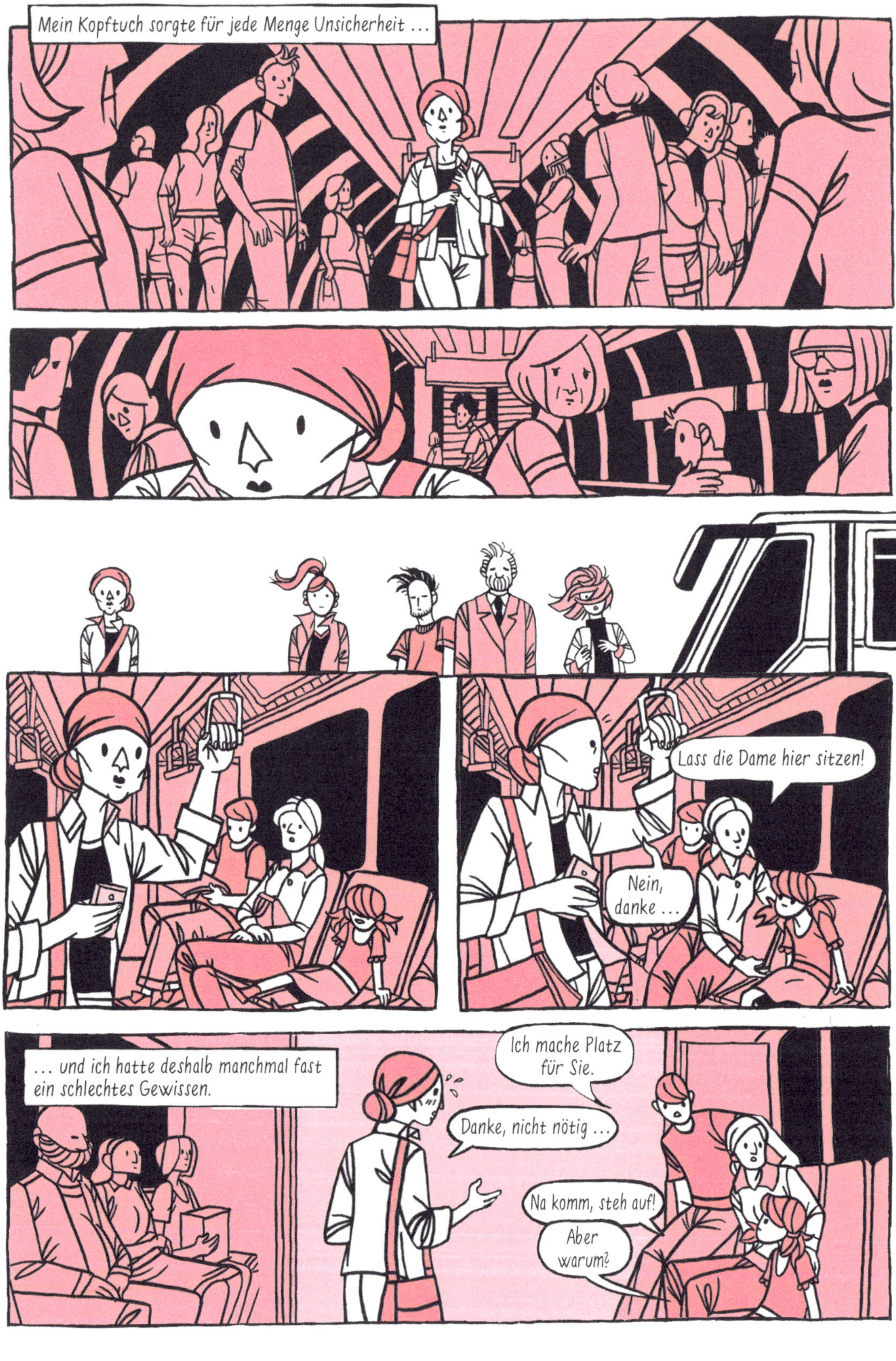

Mein Kopftuch sorgte für jede Menge Unsicherheit …
Lass die Dame hier sitzen!
Nein, danke …
… und ich hatte deshalb manchmal fast ein schlechtes Gewissen.
Ich mache Platz für Sie.
Danke, nicht nötig …
Na komm, steh auf!
Aber warum?

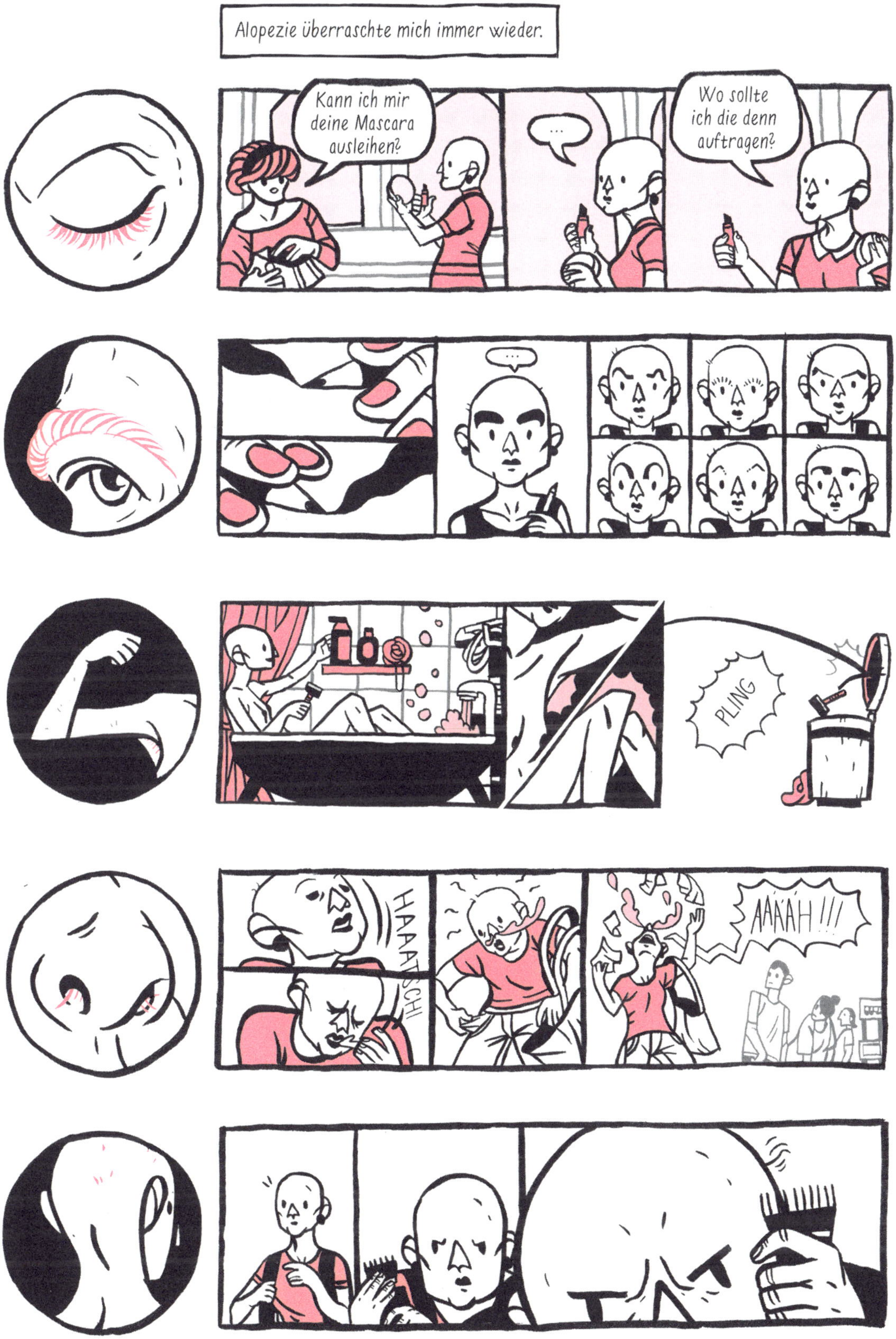
Alopezie überraschte mich immer wieder.
Kann ich mir deine Mascara ausleihen?
...
Wo sollte ich die denn auftragen?
...
PLING
HAAATSCHI
AÁÁH !!!

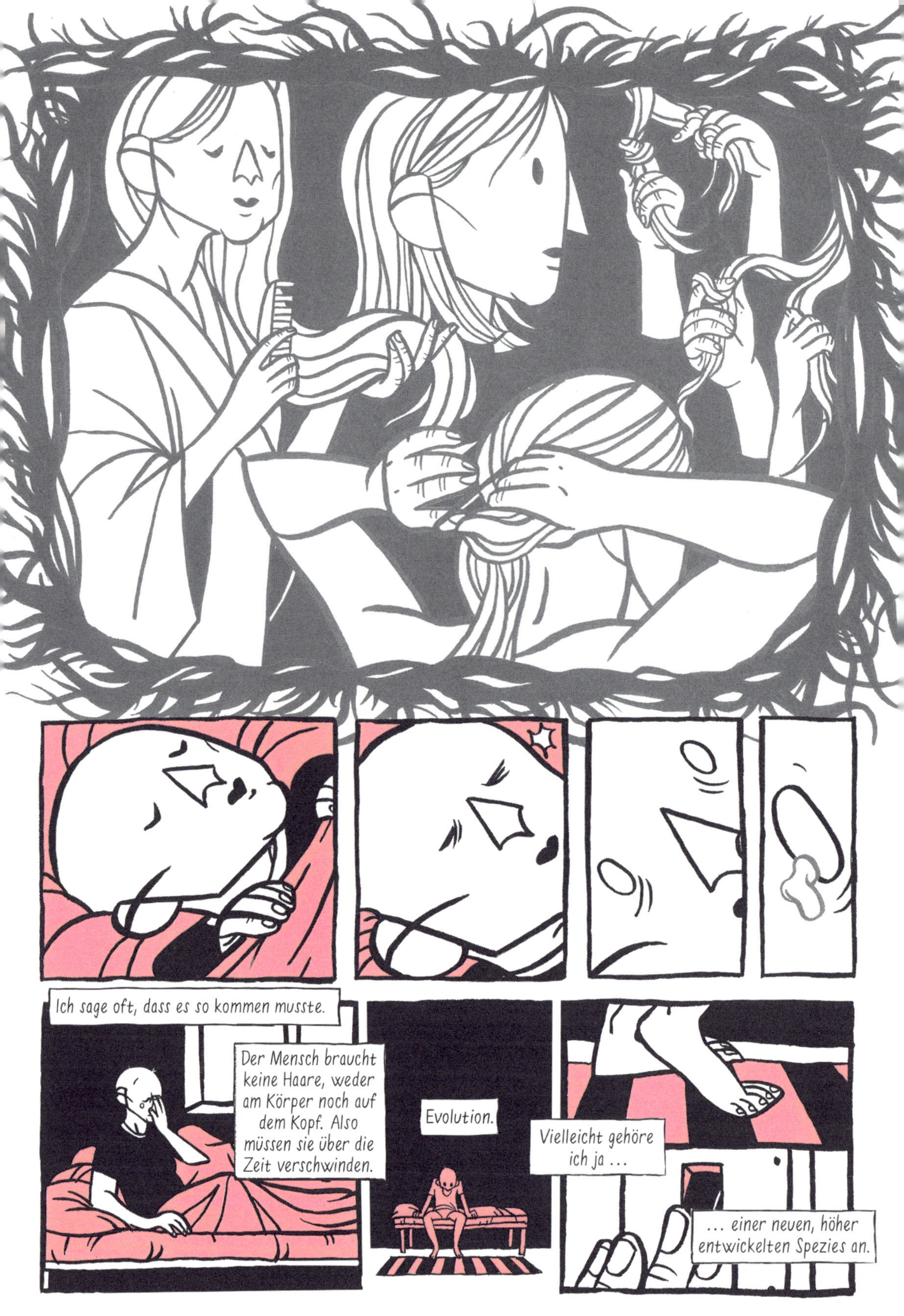
Ich sage oft, dass es so kommen musste.
Der Mensch braucht keine Haare, weder am Körper noch auf dem Kopf. Also müssen sie über die Zeit verschwinden.
Evolution.
Vielleicht gehöre ich ja …
… einer neuen, höher entwickelten Spezies an.

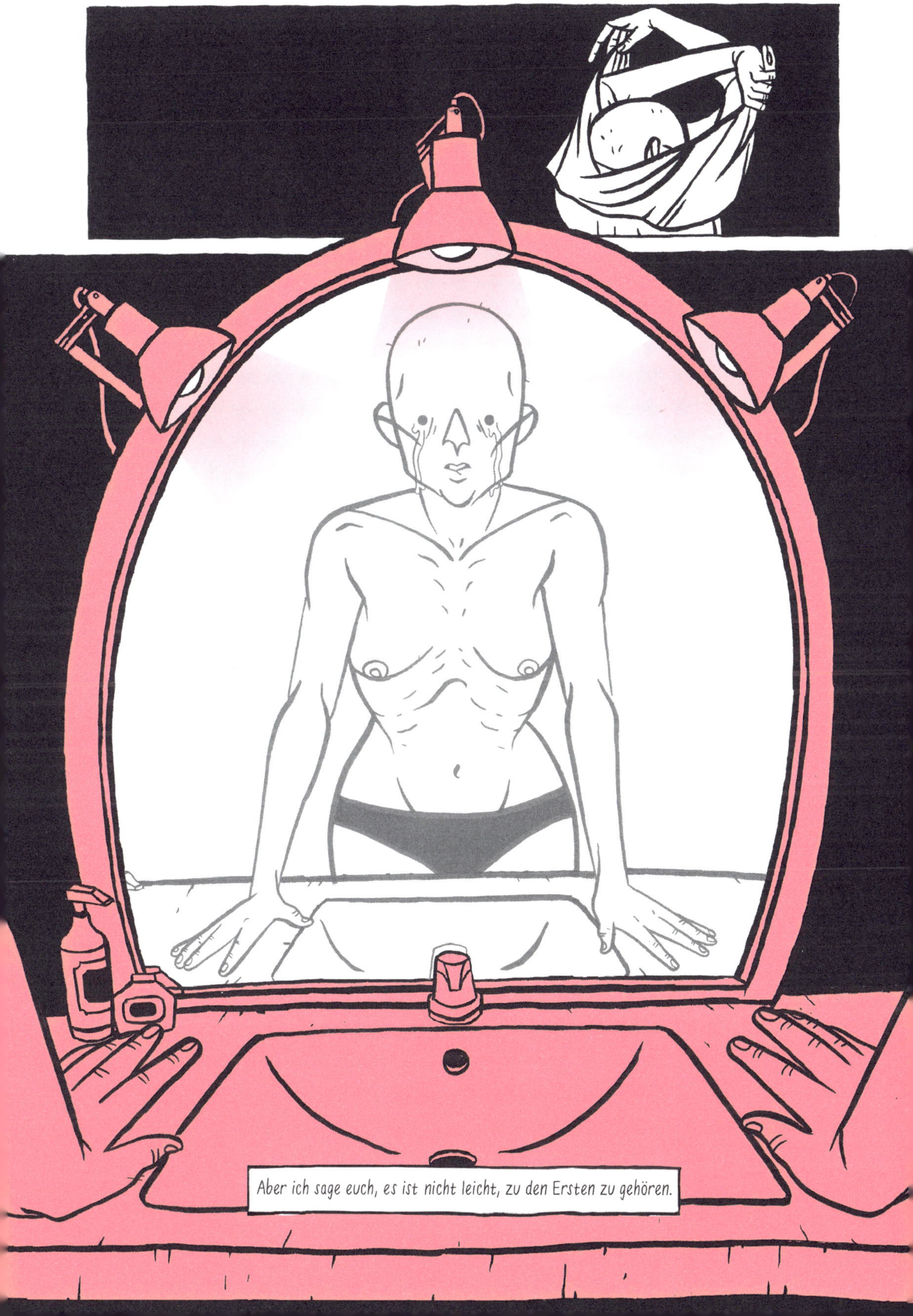
Aber ich sage euch, es ist nicht leicht, zu den Ersten zu gehören.

GEFÜHLE, DIE ICH VERMISSE

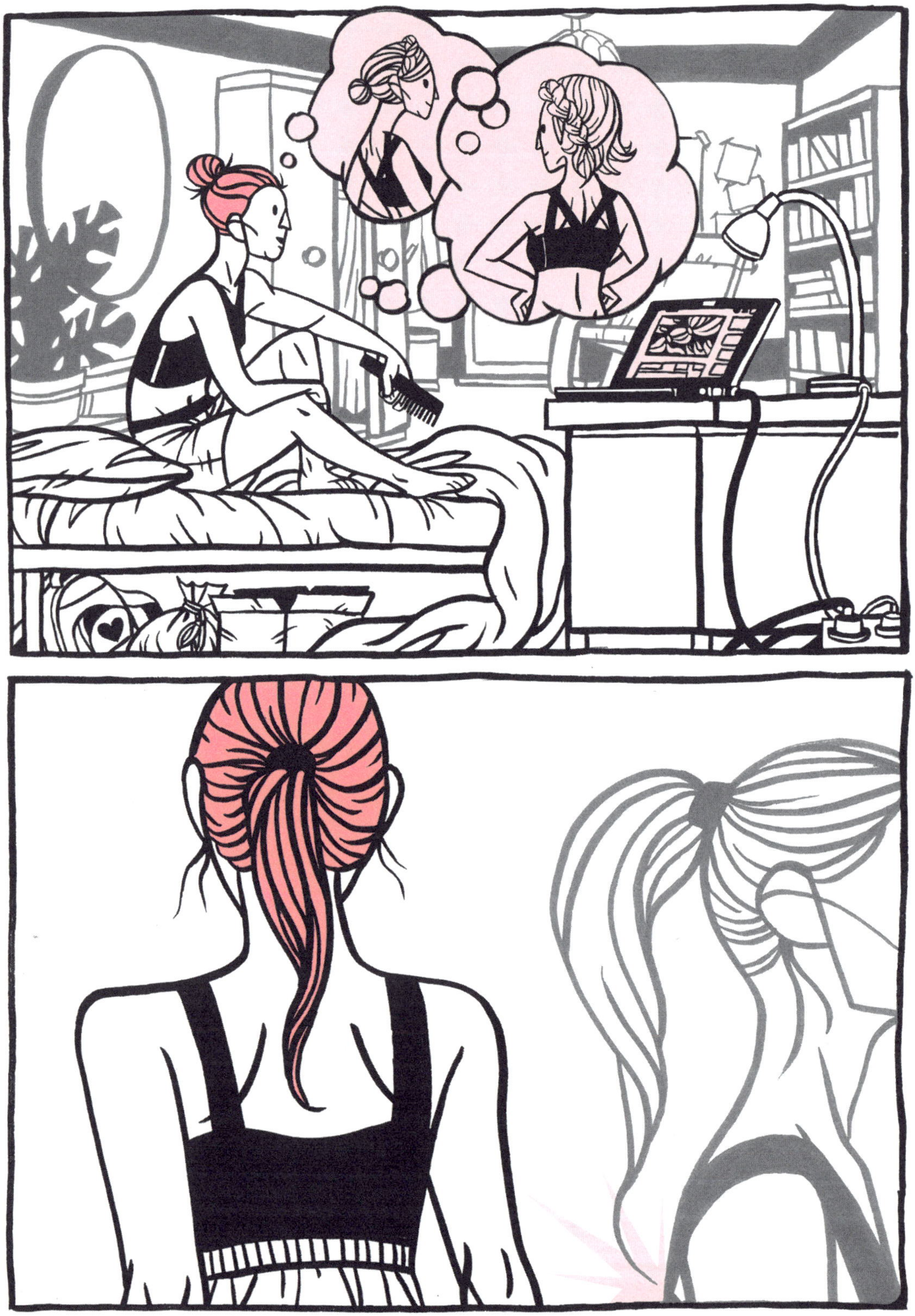

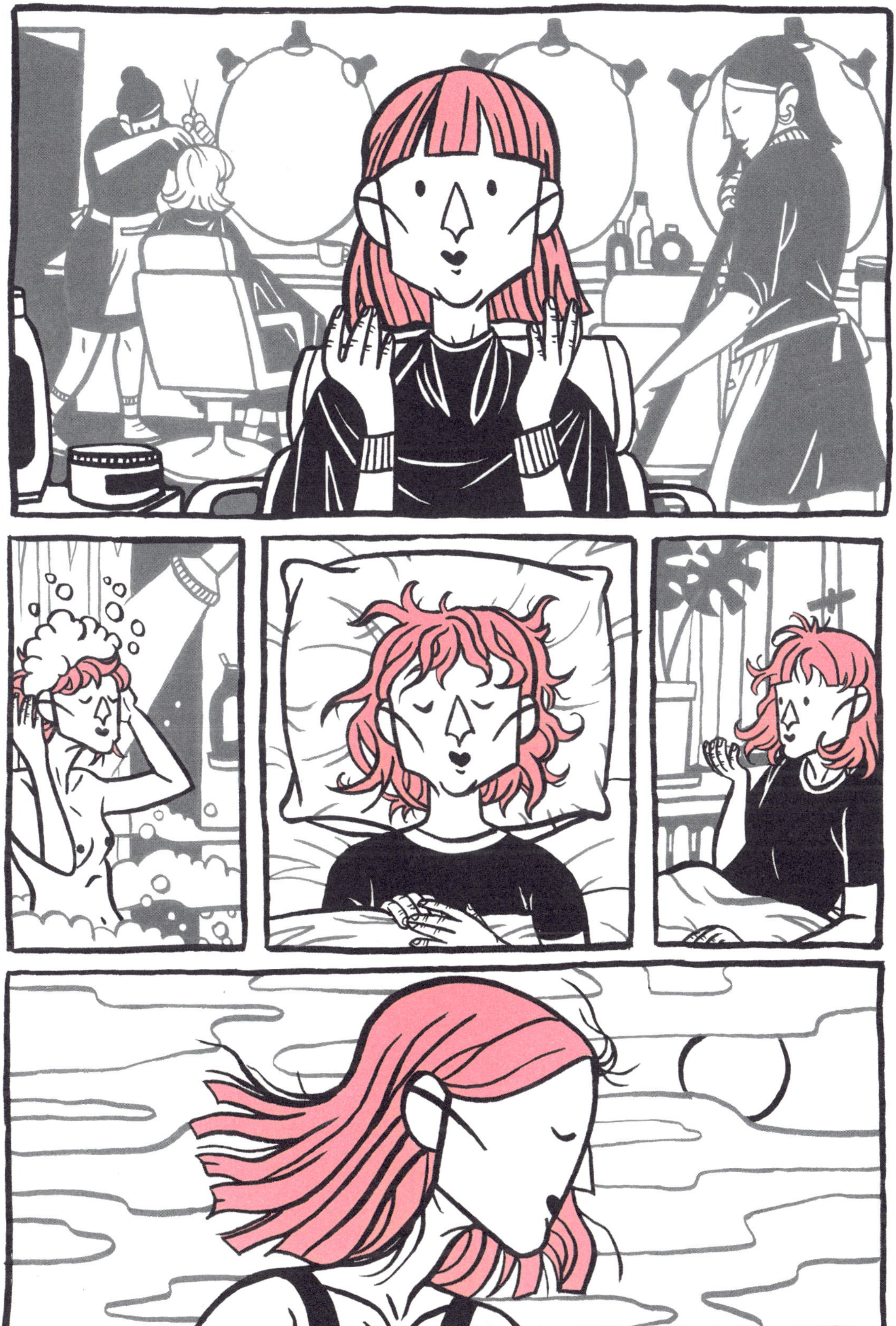

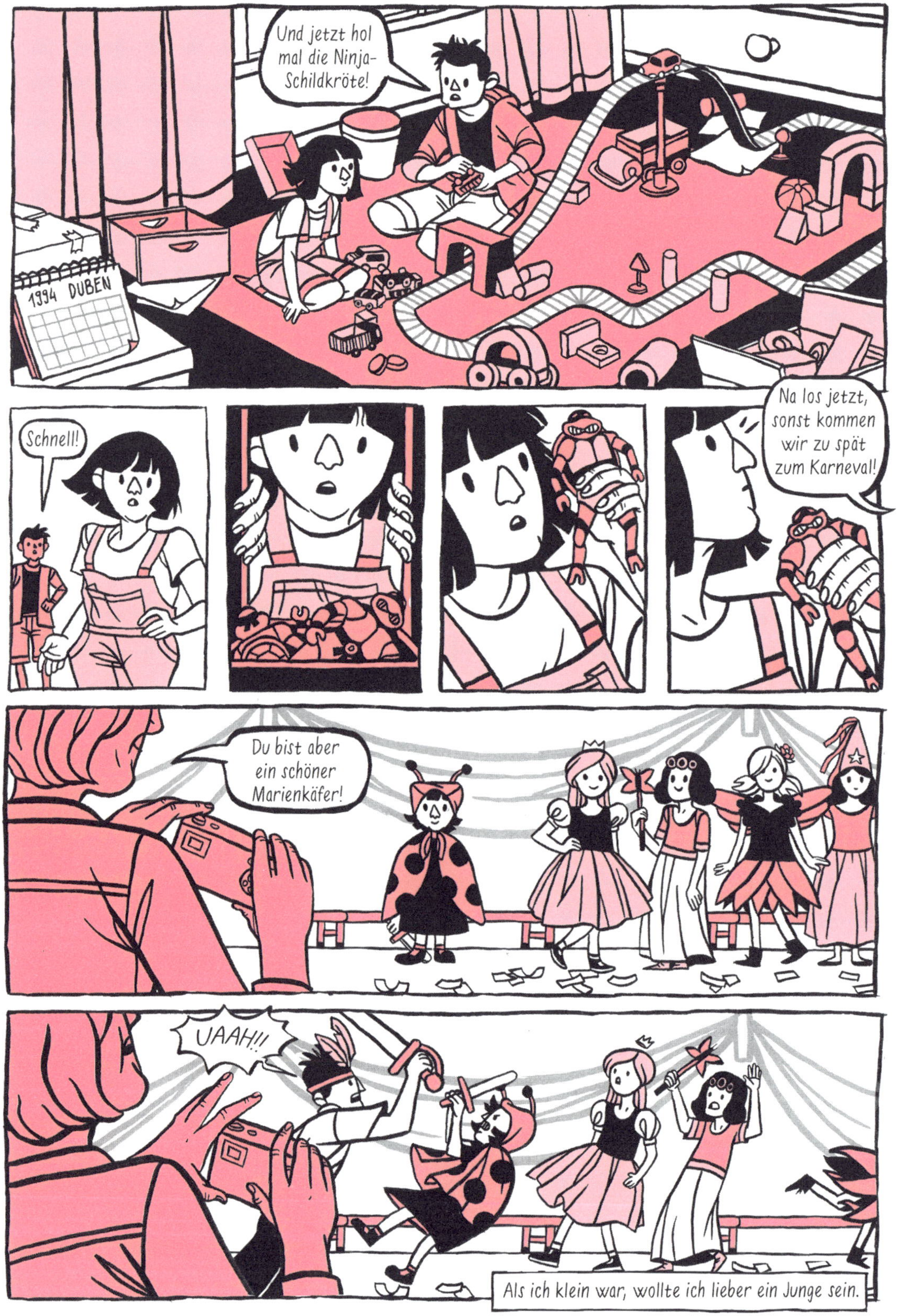
Und jetzt hol mal die Ninja-Schildkröte!
1994 DUBEN
Schnell!
Na los jetzt, sonst kommen wir zu spät zum Karneval!
Du bist aber ein schöner Marienkäfer!
UAAH!!
Als ich klein war, wollte ich lieber ein Junge sein.

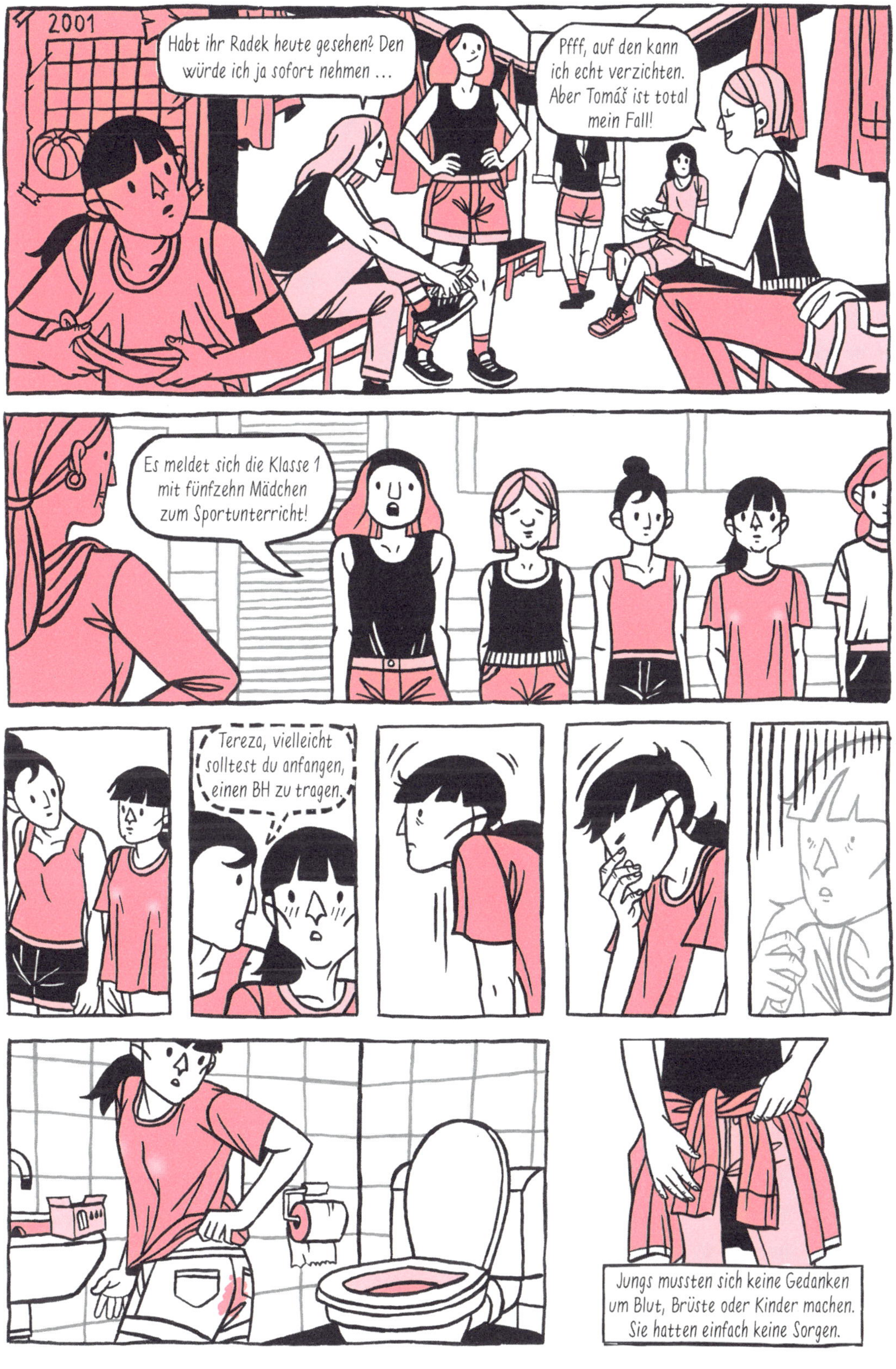

2001
Habt ihr Radek heute gesehen? Den würde ich ja sofort nehmen …
Pfff, auf den kann ich echt verzichten. Aber Tomáš ist total mein Fall!
Es meldet sich die Klasse 1 mit fünfzehn Mädchen zum Sportunterricht!
Tereza, vielleicht solltest du anfangen, einen BH zu tragen.
Jungs mussten sich keine Gedanken um Blut, Brüste oder Kinder machen. Sie hatten einfach keine Sorgen.

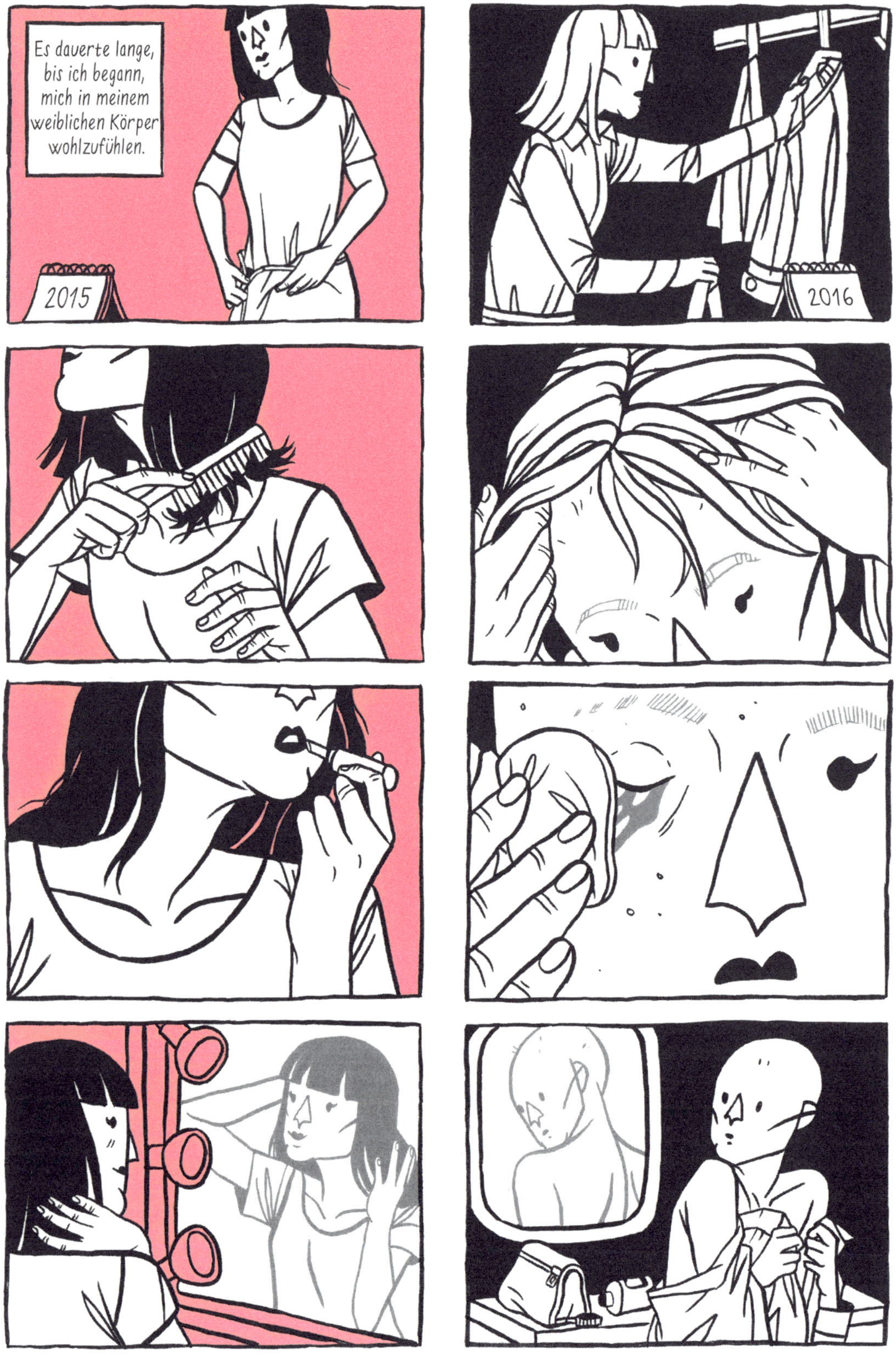
Es dauerte lange, bis ich begann, mich in meinem weiblichen Körper wohlzufühlen.
2015
2016

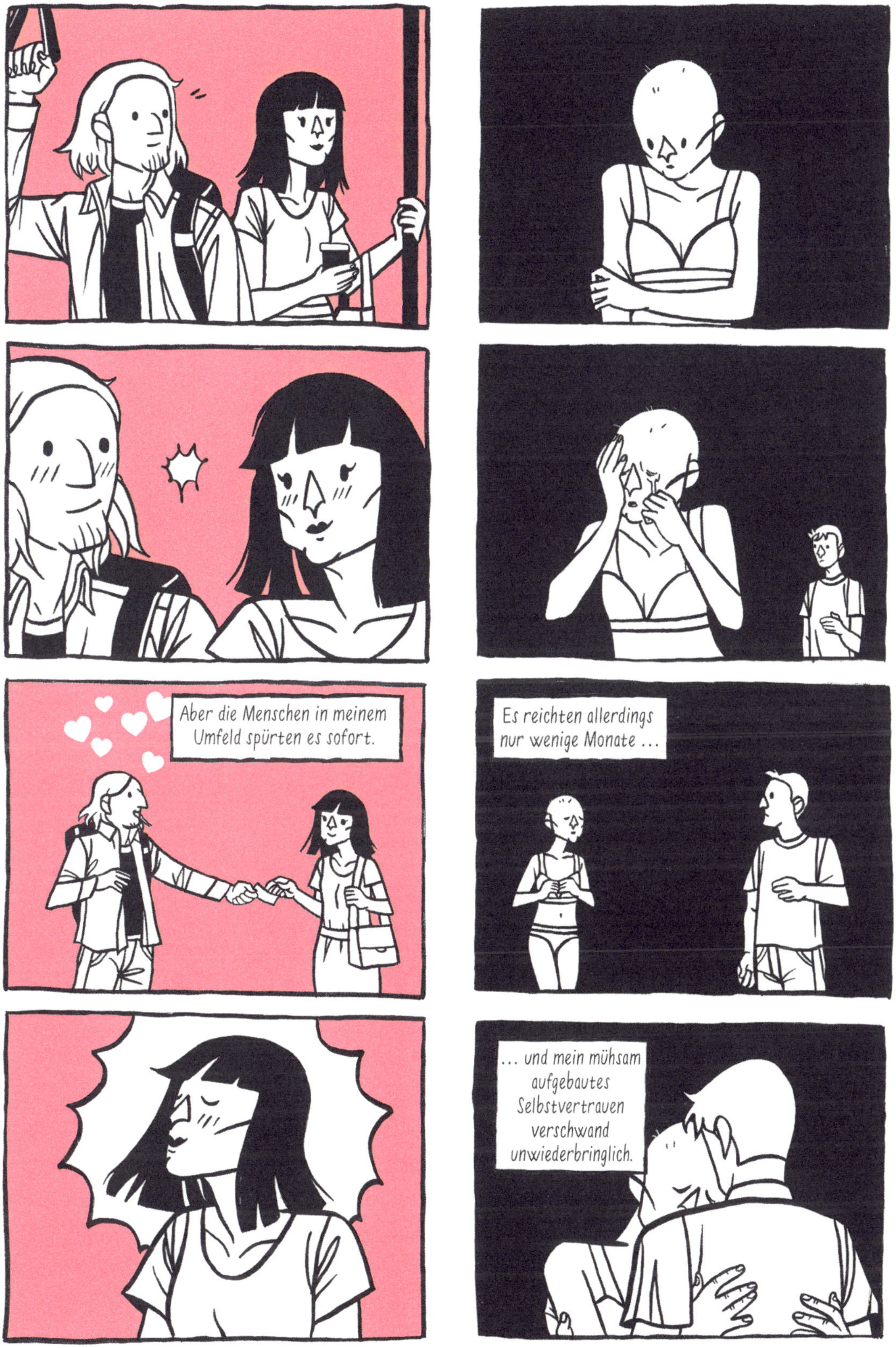
Aber die Menschen in meinem Umfeld spürten es sofort.
Es reichten allerdings nur wenige Monate …
… und mein mühsam aufgebautes Selbstvertrauen verschwand unwiederbringlich.

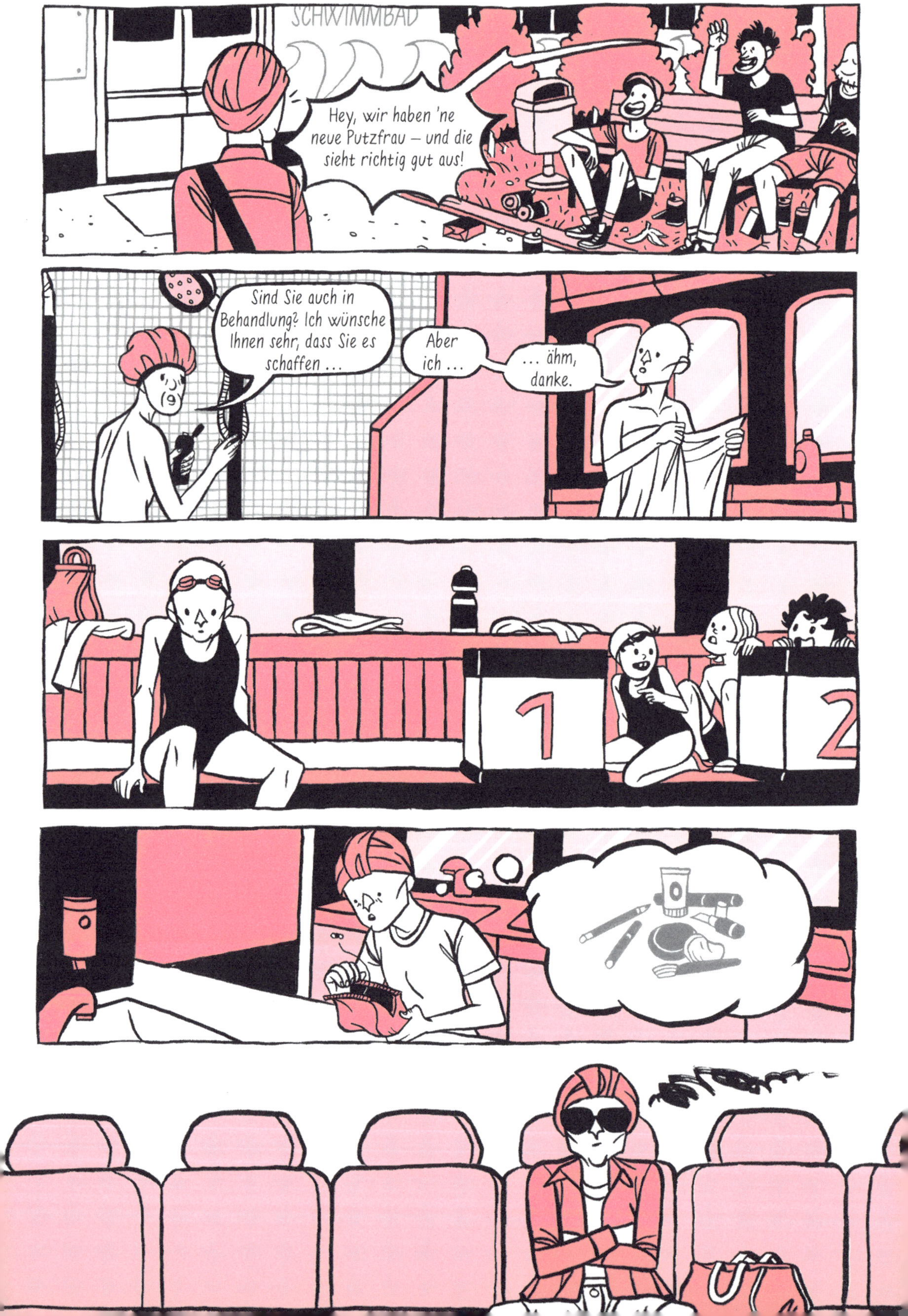
SCHWIMMBAD
Hey, wir haben 'ne neue Putzfrau – und die sieht richtig gut aus!
Sind Sie auch in Behandlung? Ich wünsche Ihnen sehr, dass Sie es schaffen …
Aber ich …
… ähm, danke.
1
2

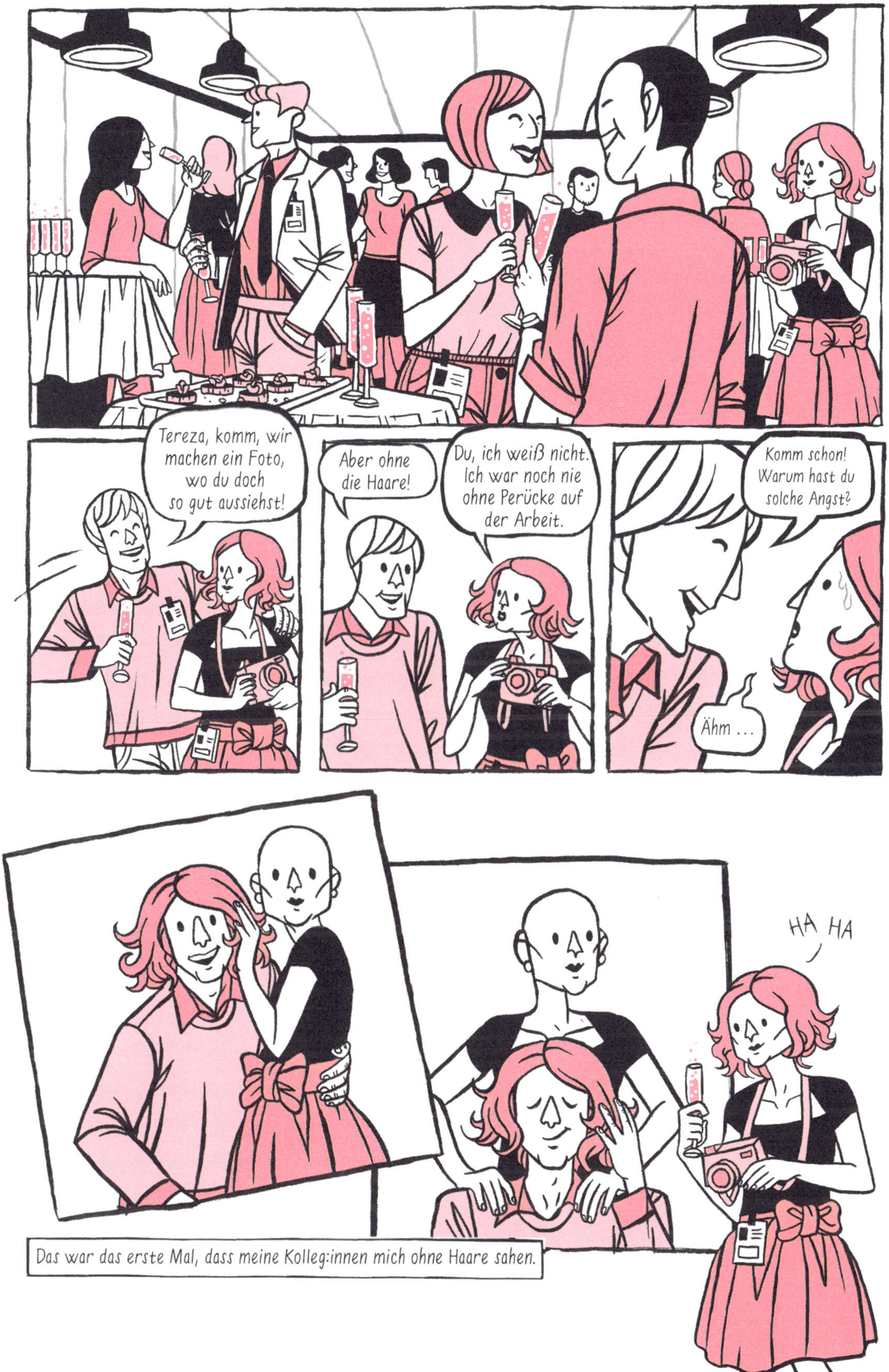
Tereza, komm, wir machen ein Foto, wo du doch so gut aussiehst!
Aber ohne die Haare!
Du, ich weiß nicht. Ich war noch nie ohne Perücke auf der Arbeit.
Komm schon! Warum hast du solche Angst?
Ähm ...
HA HA
Das war das erste Mal, dass meine Kolleg:innen mich ohne Haare sahen.

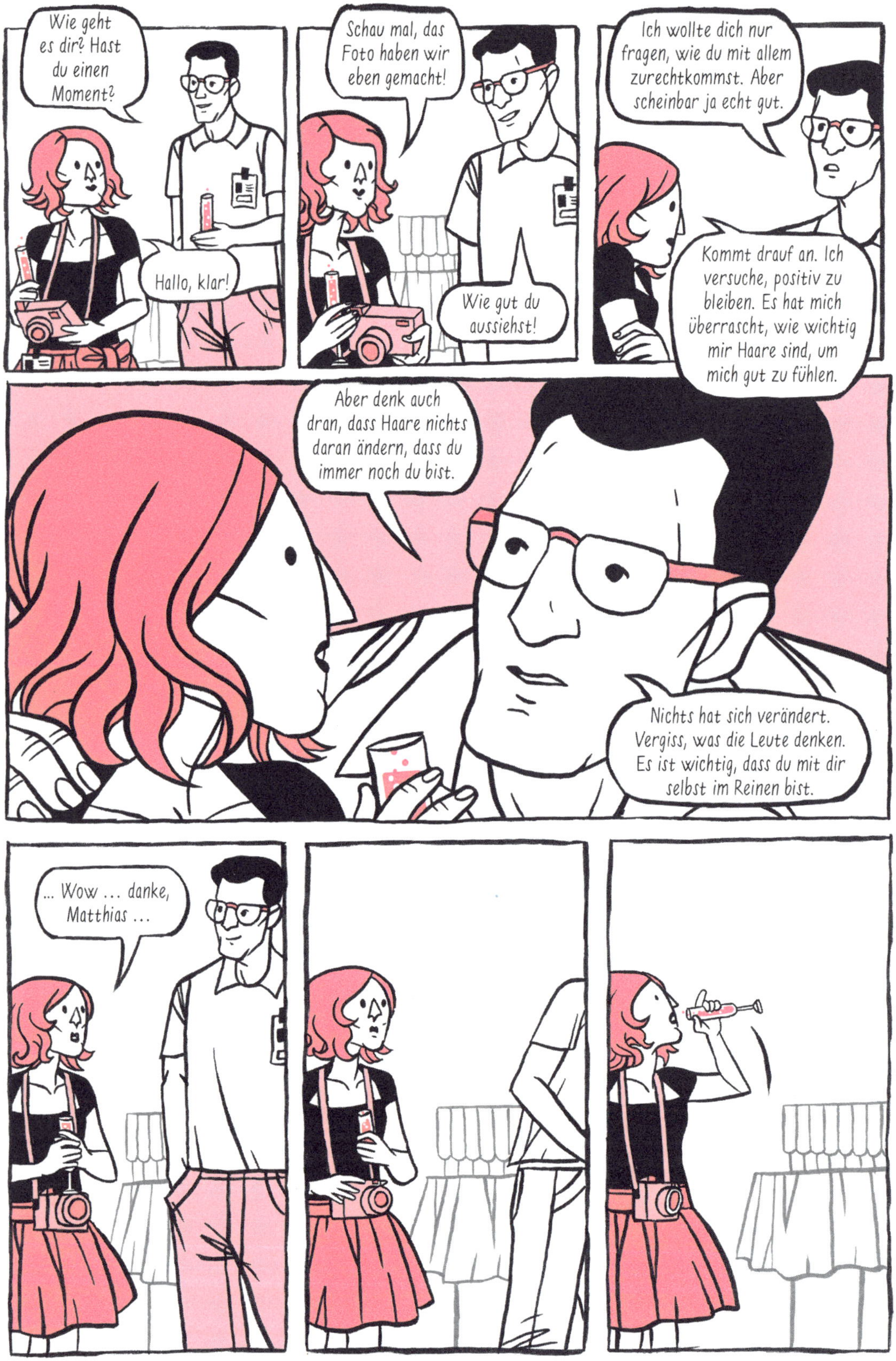
Wie geht es dir? Hast du einen Moment?
Hallo, klar!
Schau mal, das Foto haben wir eben gemacht!
Wie gut du aussiehst!
Ich wollte dich nur fragen, wie du mit allem zurechtkommst. Aber scheinbar ja echt gut.
Kommt drauf an. Ich versuche, positiv zu bleiben. Es hat mich überrascht, wie wichtig mir Haare sind, um mich gut zu fühlen.
Aber denk auch dran, dass Haare nichts daran ändern, dass du immer noch du bist.
Nichts hat sich verändert. Vergiss, was die Leute denken. Es ist wichtig, dass du mit dir selbst im Reinen bist.
... Wow ... danke, Matthias ...

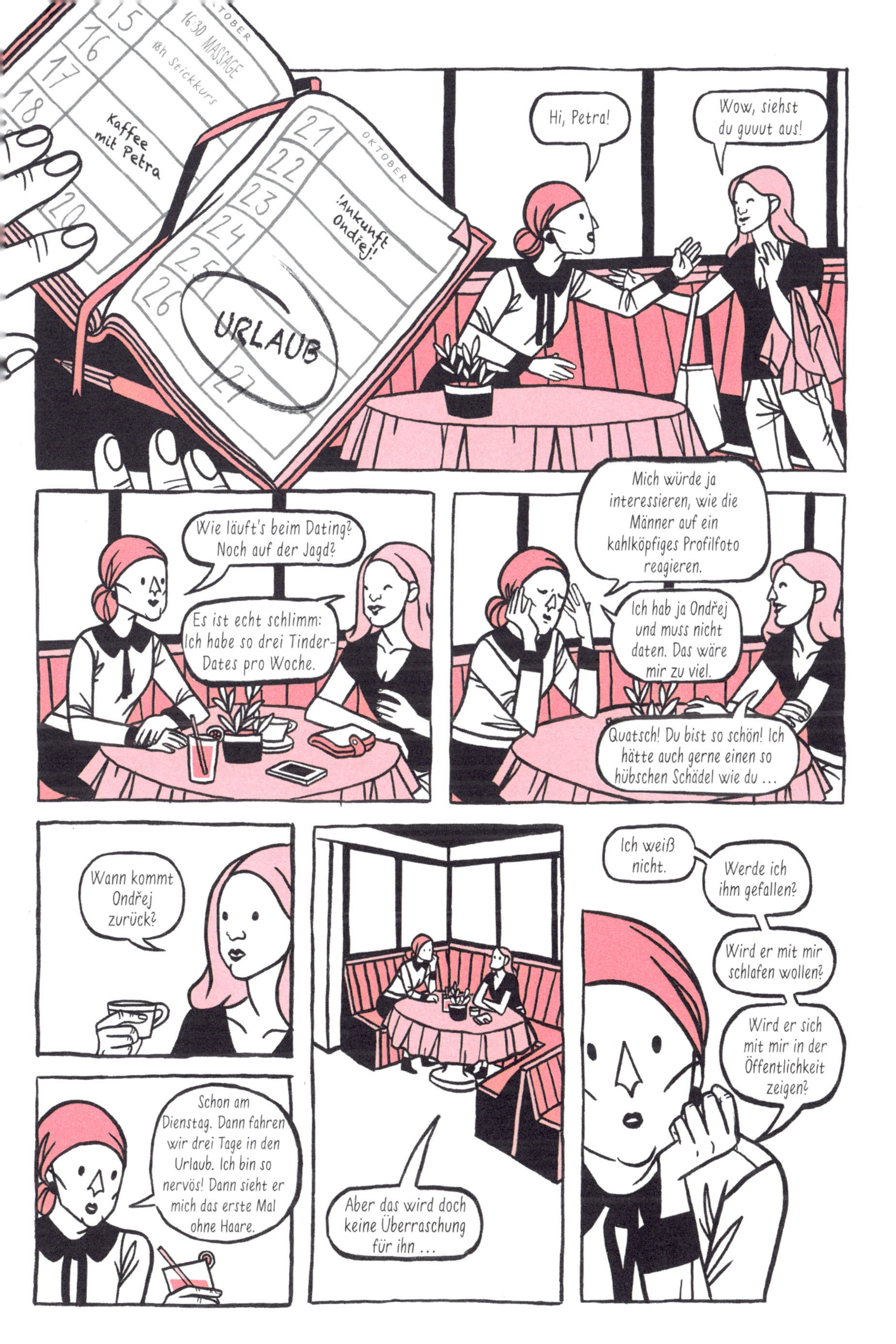

OKTOBER
15
16:30 MASSAGE
16
18h Stickkurs
17
18
Kaffee mit Petra
20
21
OKTOBER
22
23
!Ankunft Ondřej!
24
25
26
URLAUB
27
Hi, Petra!
Wow, siehst du guuut aus!
Wie läuft's beim Dating? Noch auf der Jagd?
Es ist echt schlimm: Ich habe so drei Tinder-Dates pro Woche.
Mich würde ja interessieren, wie die Männer auf ein kahlköpfiges Profilfoto reagieren.
Ich hab ja Ondřej und muss nicht daten. Das wäre mir zu viel.
Quatsch! Du bist so schön! Ich hätte auch gerne einen so hübschen Schädel wie du …
Wann kommt Ondřej zurück?
Schon am Dienstag. Dann fahren wir drei Tage in den Urlaub. Ich bin so nervös! Dann sieht er mich das erste Mal ohne Haare.
Aber das wird doch keine Überraschung für ihn …
Ich weiß nicht.
Werde ich ihm gefallen?
Wird er mit mir schlafen wollen?
Wird er sich mit mir in der Öffentlichkeit zeigen?

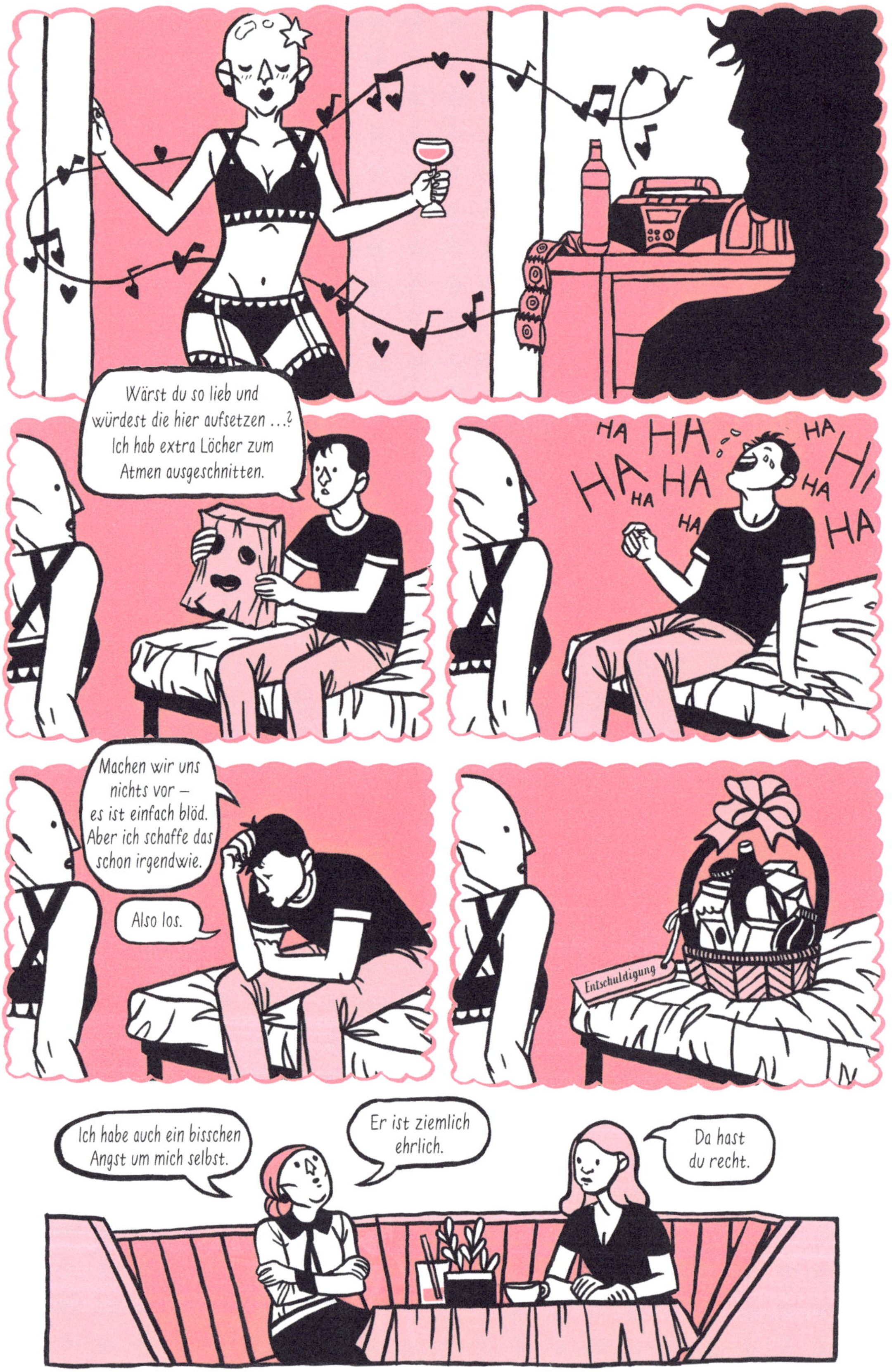
Wärst du so lieb und würdest die hier aufsetzen …? Ich hab extra Löcher zum Atmen ausgeschnitten.
HA HA HA HA HA HA HA HA HA HA HA
Machen wir uns nichts vor – es ist einfach blöd. Aber ich schaffe das schon irgendwie.
Also los.
Entschuldigung
Ich habe auch ein bisschen Angst um mich selbst.
Er ist ziemlich ehrlich.
Da hast du recht.

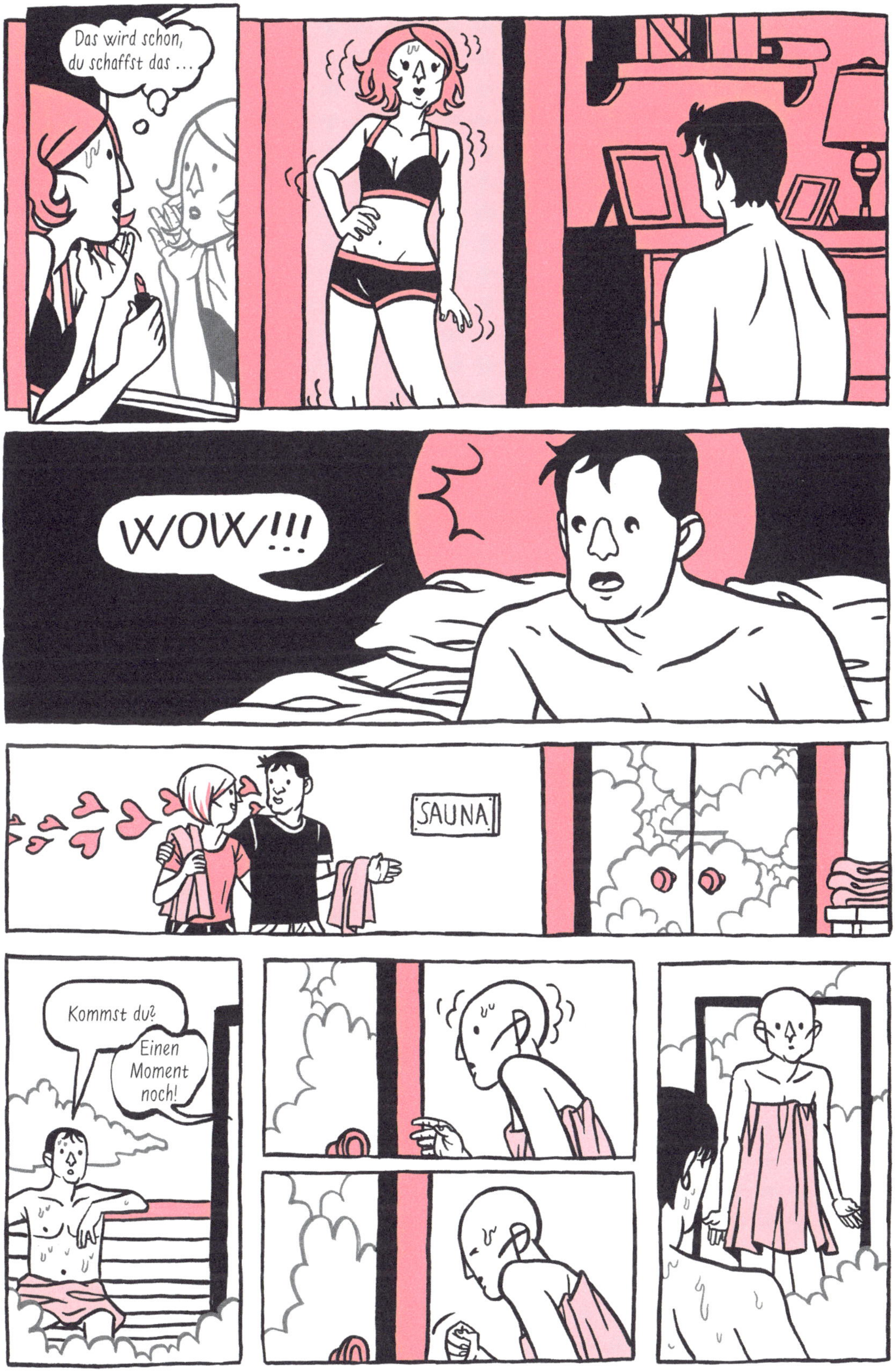
Das wird schon, du schaffst das ...
WOW!!!
SAUNA
Kommst du?
Einen Moment noch!

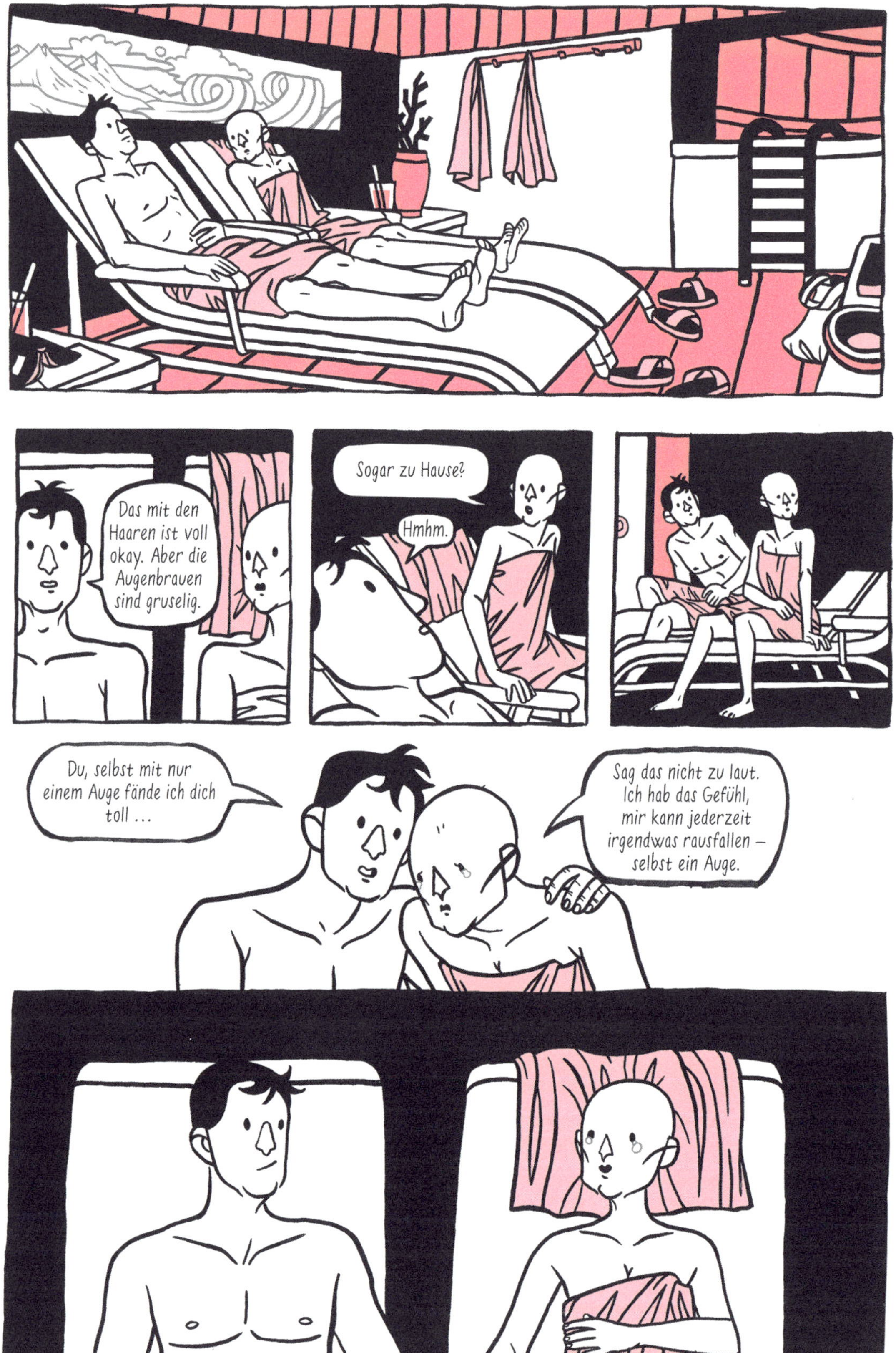
Das mit den Haaren ist voll okay. Aber die Augenbrauen sind gruselig.
Sogar zu Hause?
Hmhm.
Du, selbst mit nur einem Auge fände ich dich toll …
Sag das nicht zu laut. Ich hab das Gefühl, mir kann jederzeit irgendwas rausfallen – selbst ein Auge.

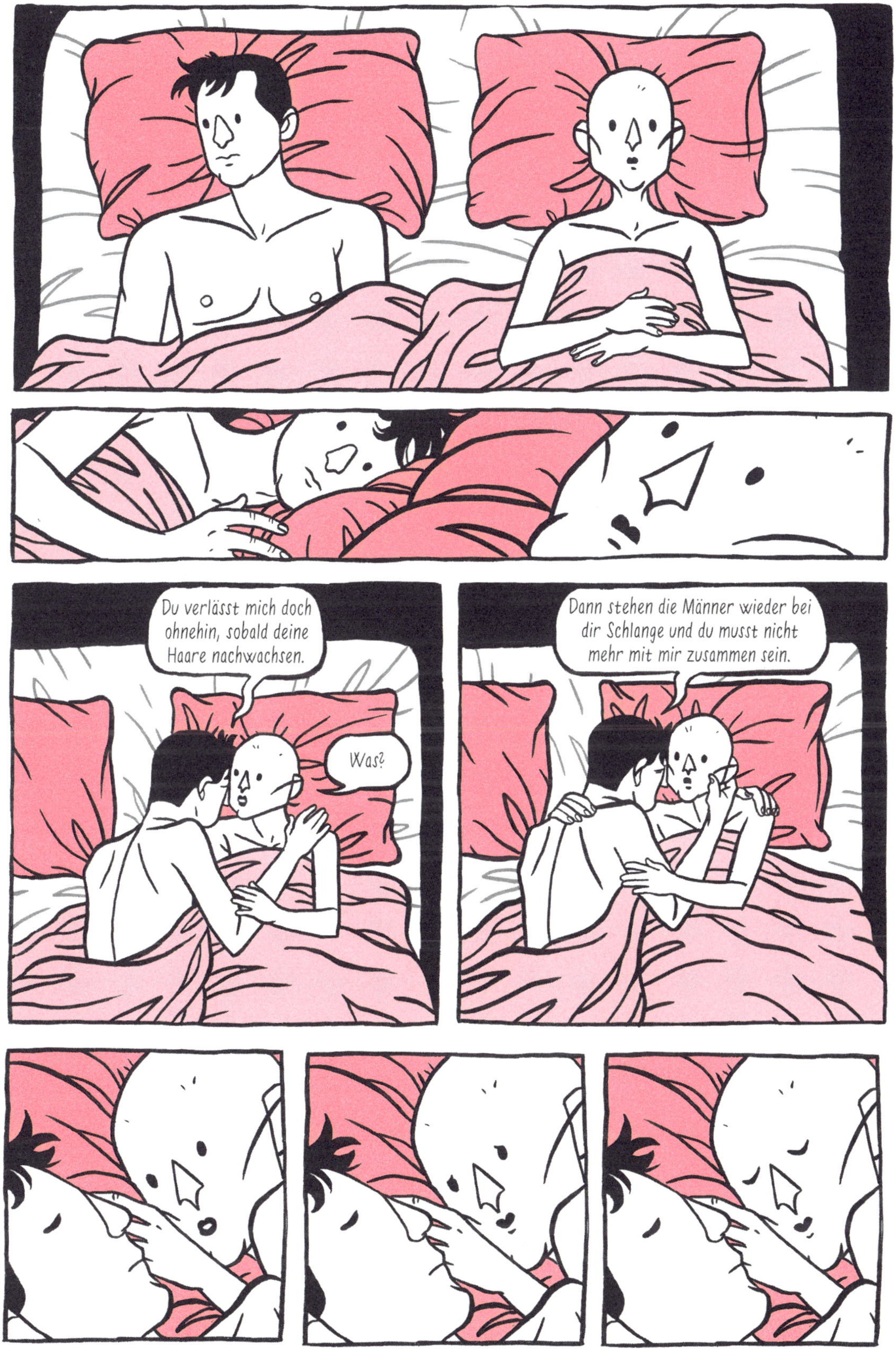
Du verlässt mich doch ohnehin, sobald deine Haare nachwachsen.
Was?
Dann stehen die Männer wieder bei dir Schlange und du musst nicht mehr mit mir zusammen sein.

DARUM IST ALOPEZIE SUPER

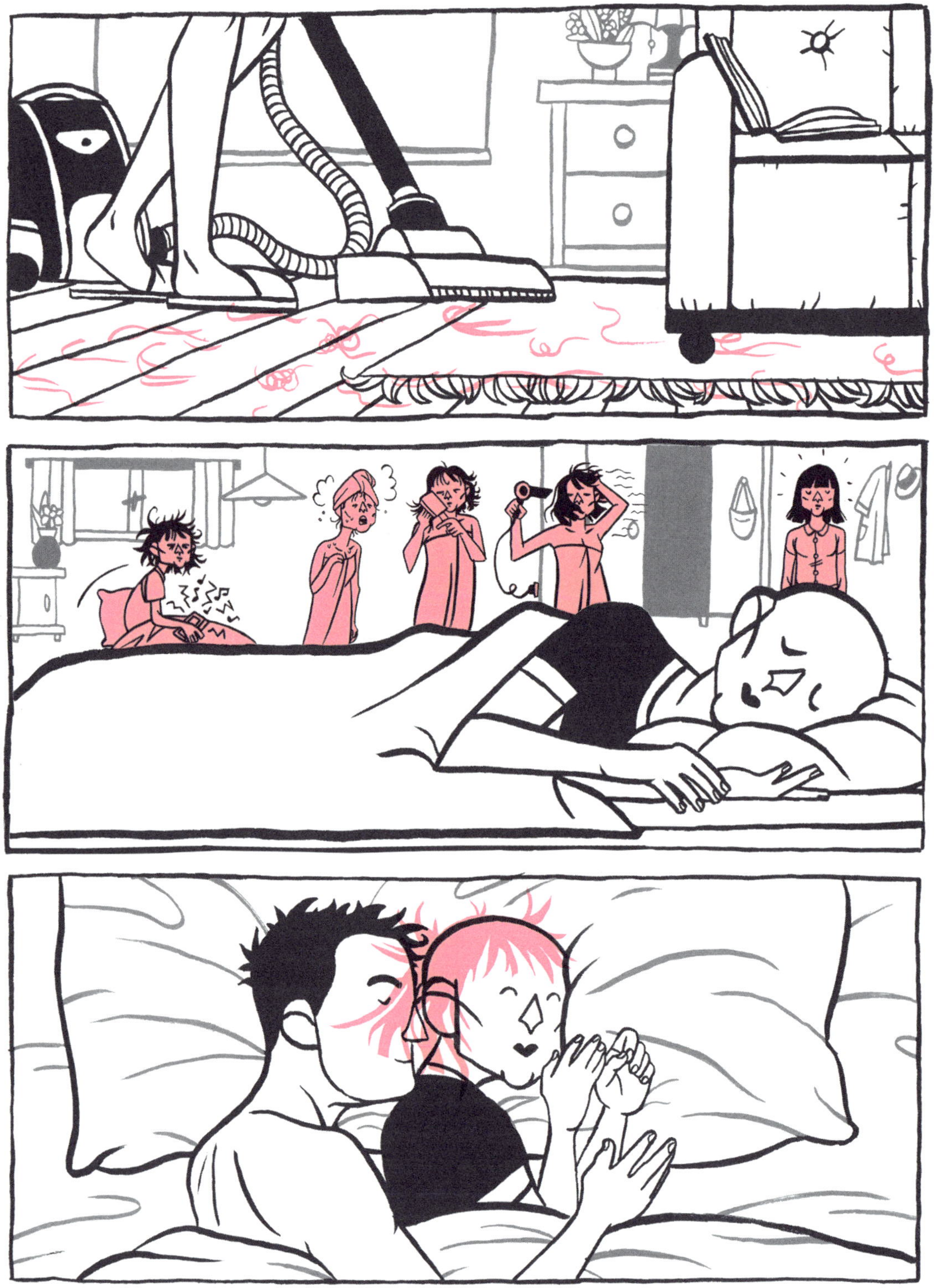

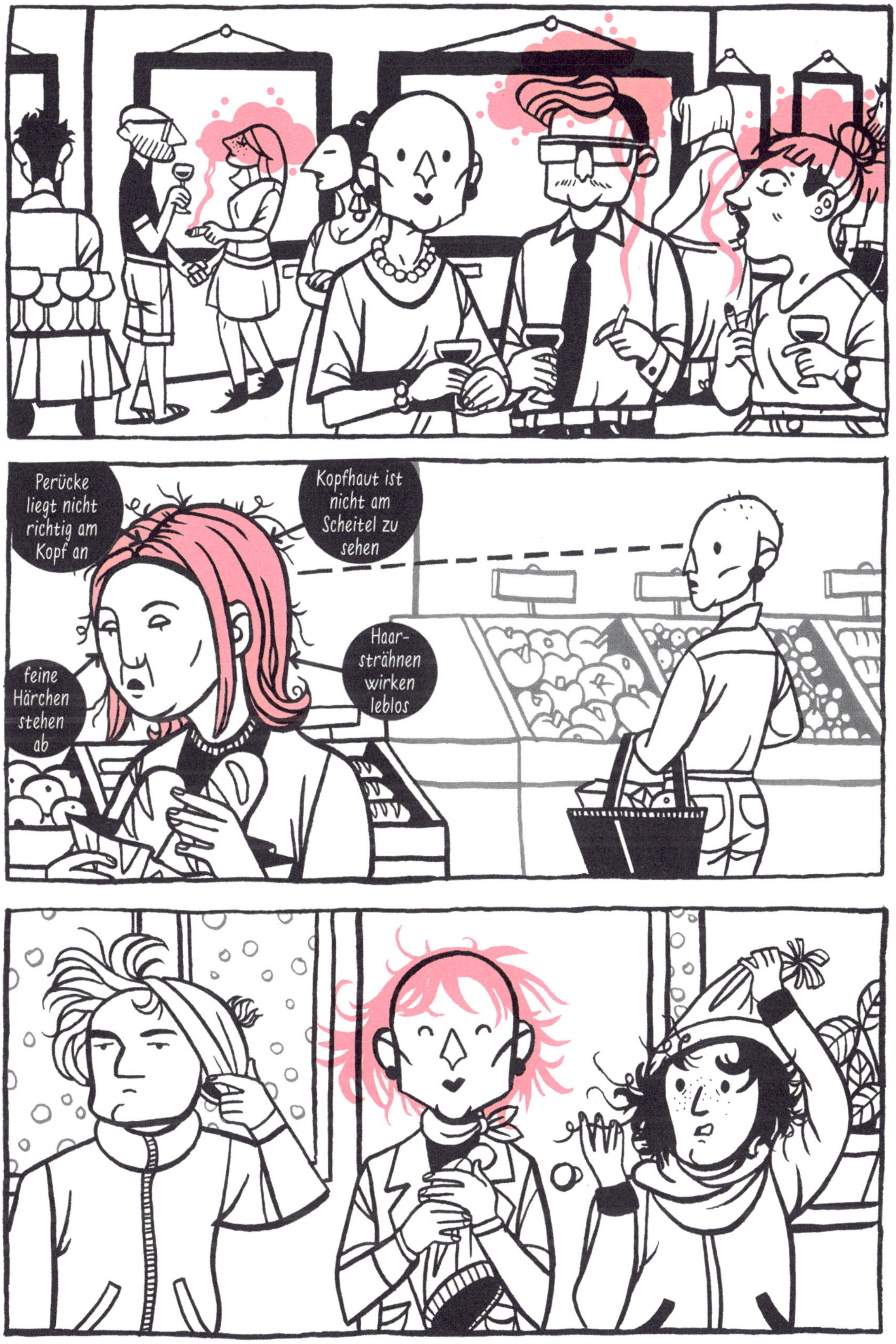
Perücke liegt nicht richtig am Kopf an
Kopfhaut ist nicht am Scheitel zu sehen
feine Härchen stehen ab
Haar-strähnen wirken leblos

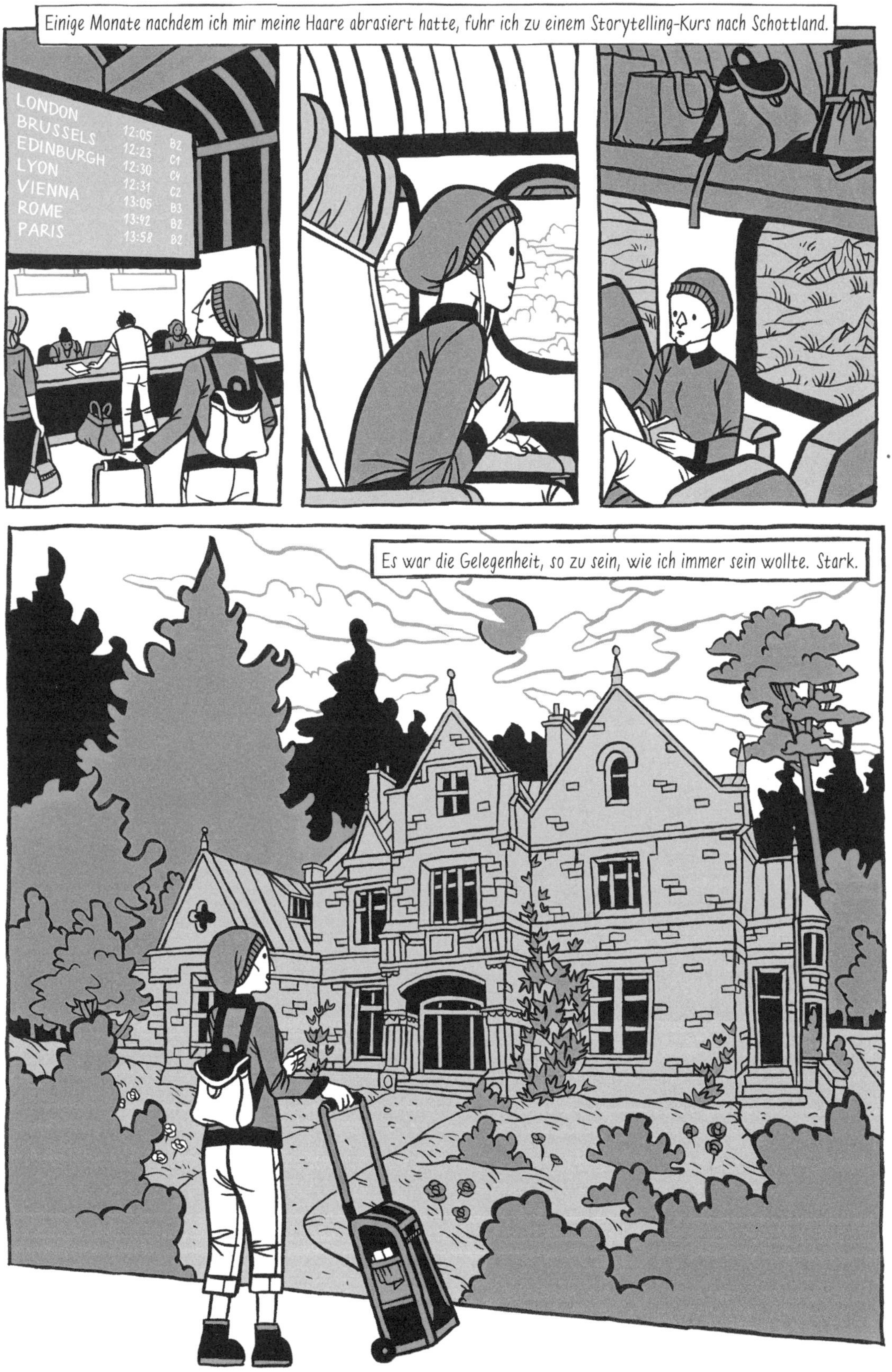
Einige Monate nachdem ich mir meine Haare abrasiert hatte, fuhr ich zu einem Storytelling-Kurs nach Schottland.
LONDON
BRUSSELS 12:05 B2
EDINBURGH 12:23 C1
LYON 12:30 C4
VIENNA 12:31 C2
ROME 13:05 B3
PARIS 13:42 B2
13:58 B2
Es war die Gelegenheit, so zu sein, wie ich immer sein wollte. Stark.

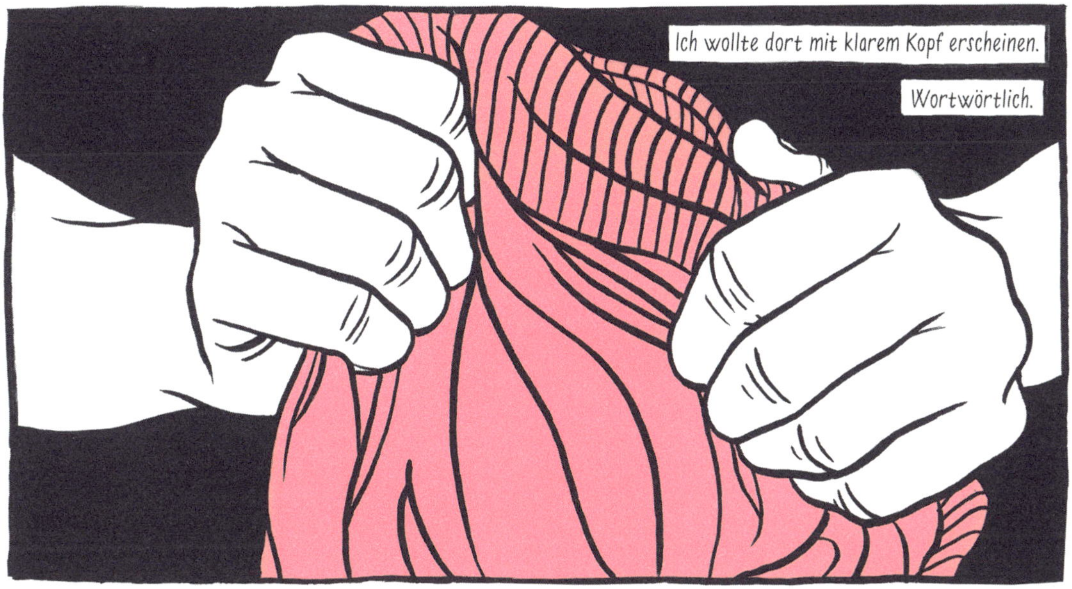
Ich wollte dort mit klarem Kopf erscheinen.
Wortwörtlich.

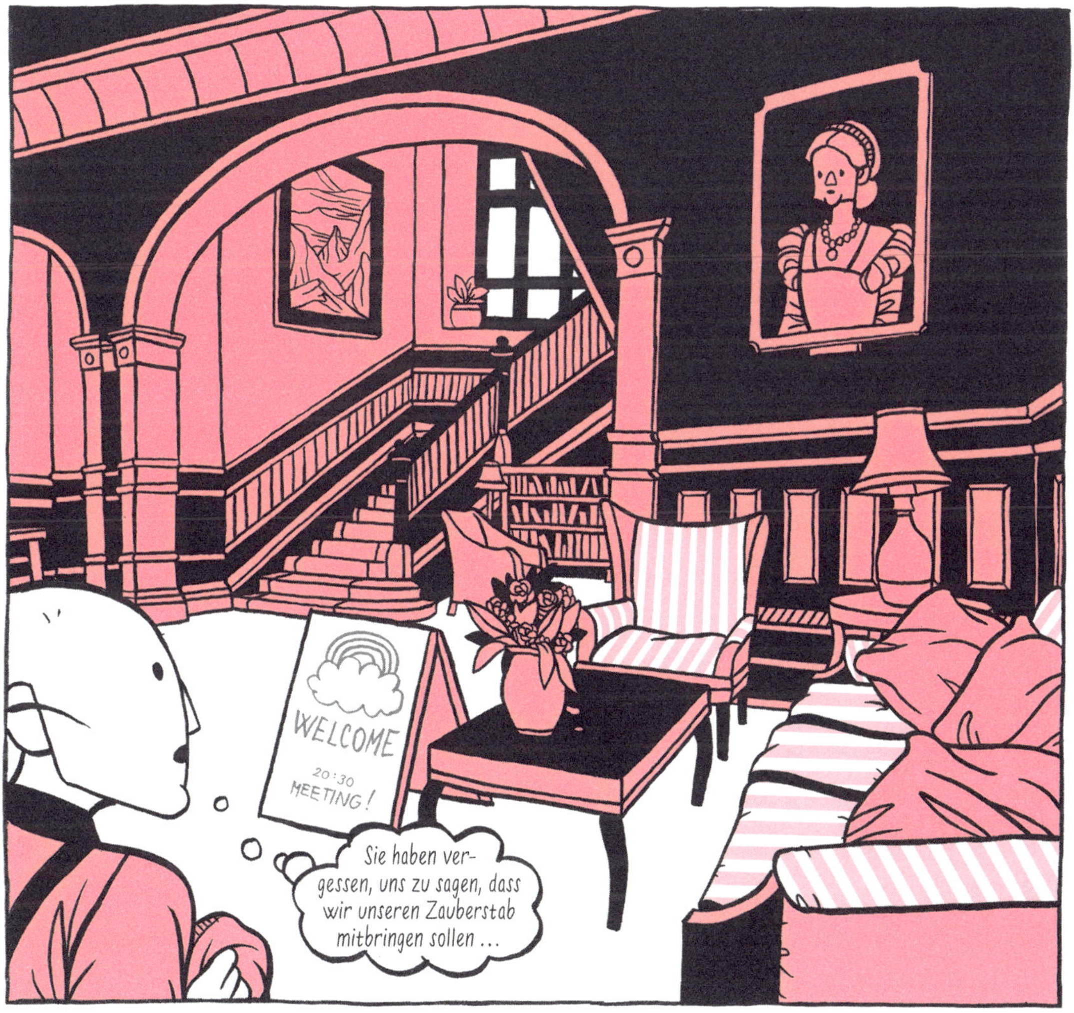
WELCOME
20:30
MEETING!
Sie haben vergessen, uns zu sagen, dass wir unseren Zauberstab mitbringen sollen …

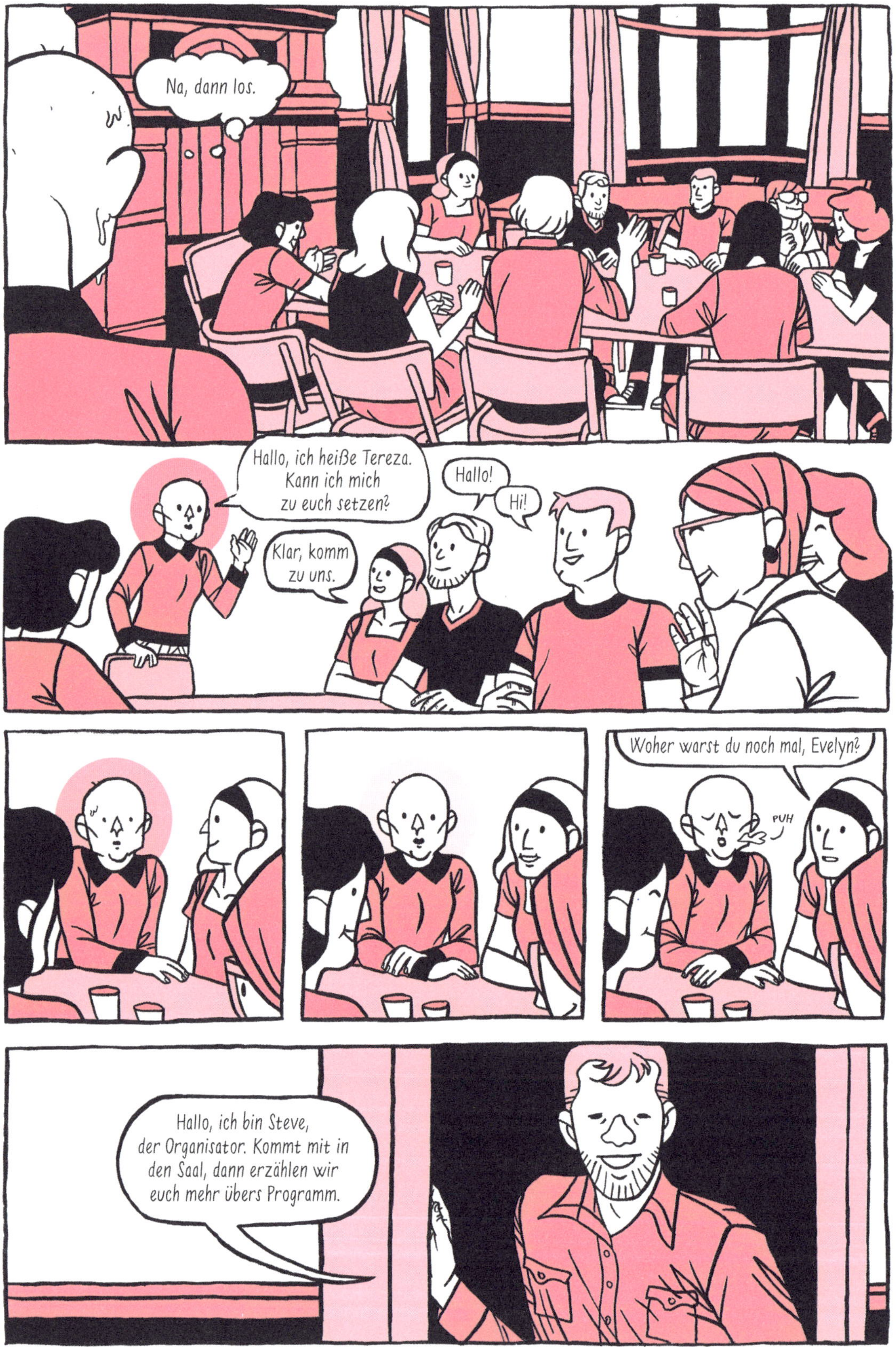

Na, dann los.
Hallo, ich heiße Tereza. Kann ich mich zu euch setzen?
Hallo!
Hi!
Klar, komm zu uns.
PUH
Woher warst du noch mal, Evelyn?
Hallo, ich bin Steve, der Organisator. Kommt mit in den Saal, dann erzählen wir euch mehr übers Programm.

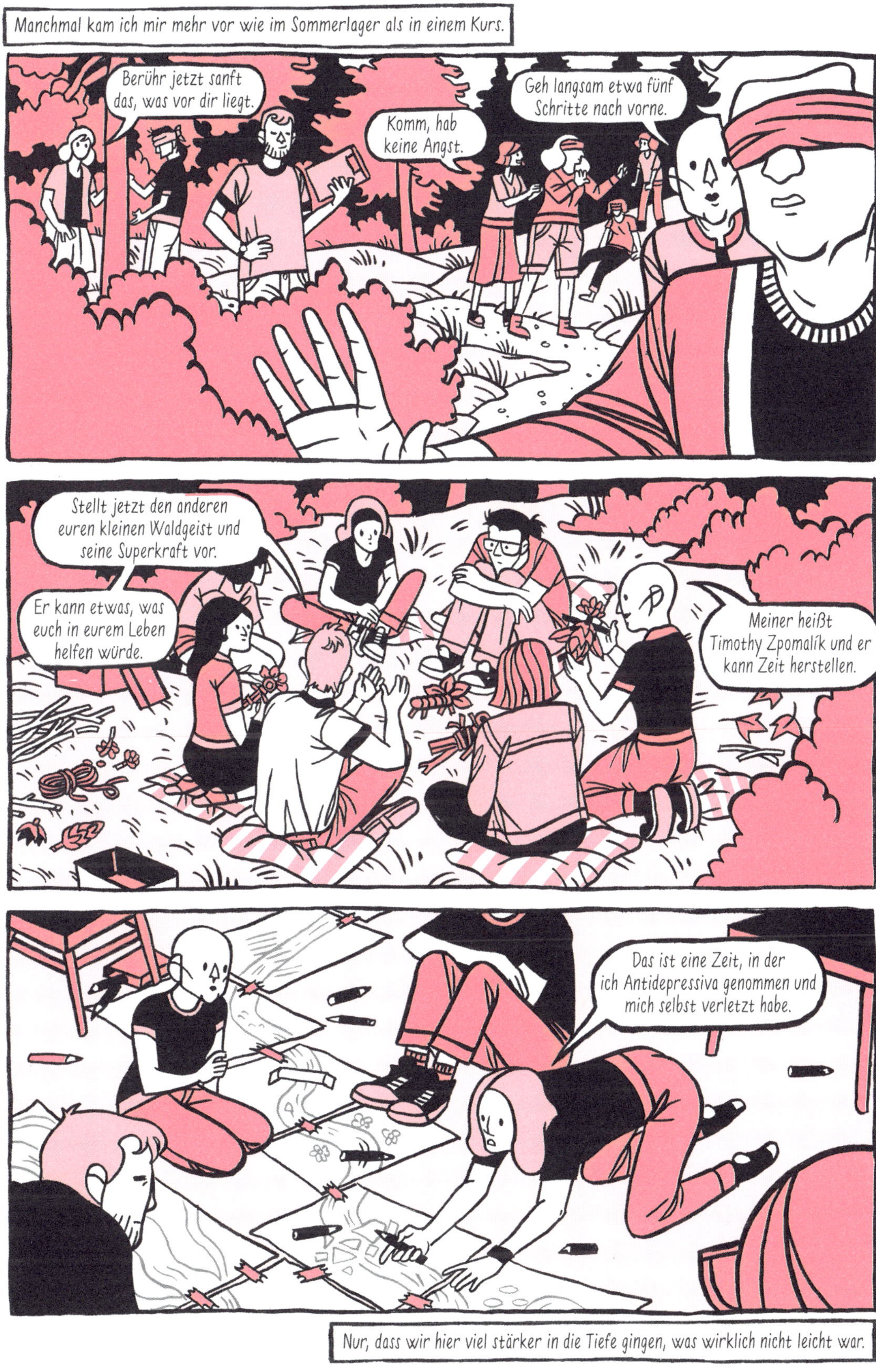
Manchmal kam ich mir mehr vor wie im Sommerlager als in einem Kurs.
Berühr jetzt sanft das, was vor dir liegt.
Komm, hab keine Angst.
Geh langsam etwa fünf Schritte nach vorne.
Stellt jetzt den anderen euren kleinen Waldgeist und seine Superkraft vor.
Er kann etwas, was euch in eurem Leben helfen würde.
Meiner heißt Timothy Zpomalík und er kann Zeit herstellen.
Das ist eine Zeit, in der ich Antidepressiva genommen und mich selbst verletzt habe.
Nur, dass wir hier viel stärker in die Tiefe gingen, was wirklich nicht leicht war.

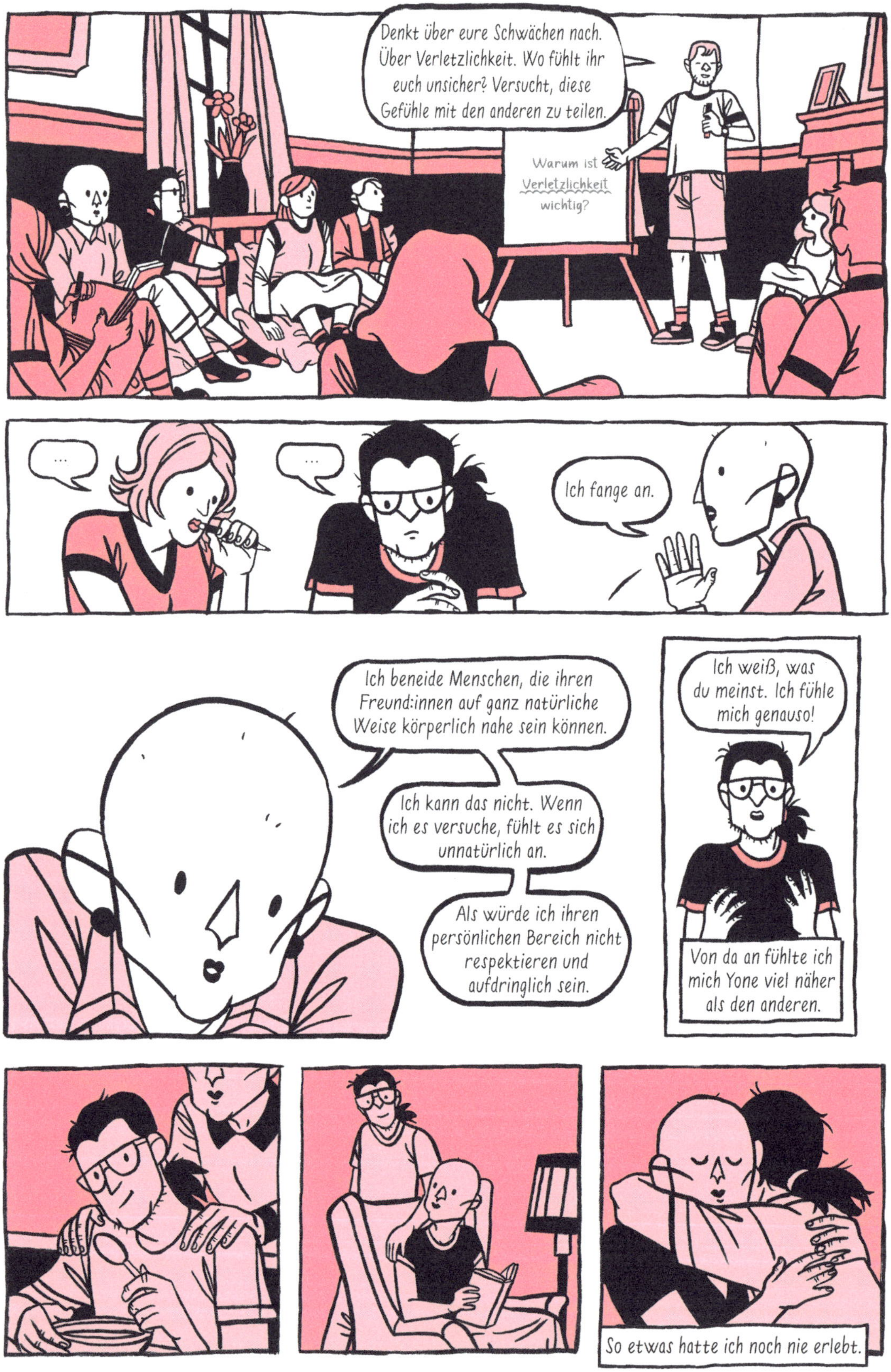

Denkt über eure Schwächen nach. Über Verletzlichkeit. Wo fühlt ihr euch unsicher? Versucht, diese Gefühle mit den anderen zu teilen.
Warum ist Verletzlichkeit wichtig?
...
...
Ich fange an.
Ich beneide Menschen, die ihren Freund:innen auf ganz natürliche Weise körperlich nahe sein können.
Ich kann das nicht. Wenn ich es versuche, fühlt es sich unnatürlich an.
Als würde ich ihren persönlichen Bereich nicht respektieren und aufdringlich sein.
Ich weiß, was du meinst. Ich fühle mich genauso!
Von da an fühlte ich mich Yone viel näher als den anderen.
So etwas hatte ich noch nie erlebt.

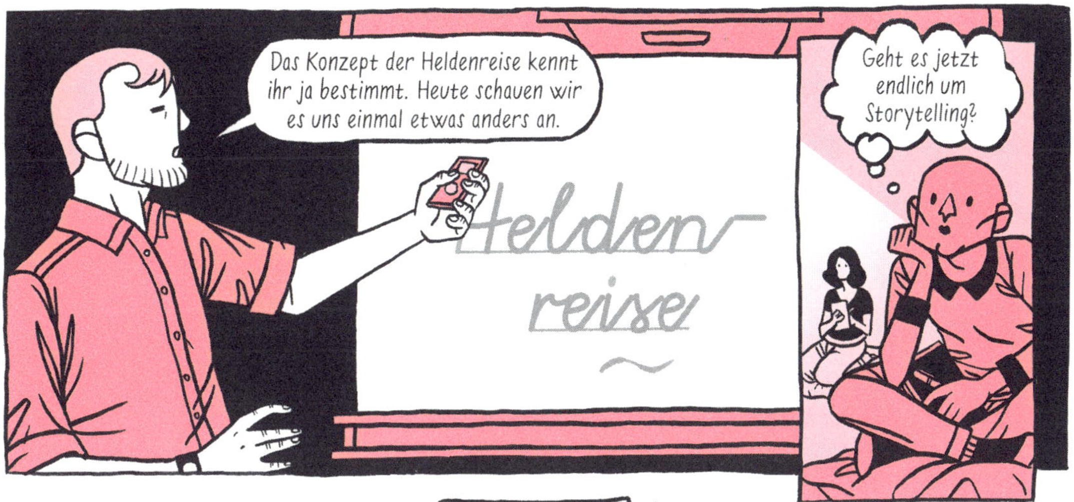
Das Konzept der Heldenreise kennt ihr ja bestimmt. Heute schauen wir es uns einmal etwas anders an.
Geht es jetzt endlich um Storytelling?
Heldenreise

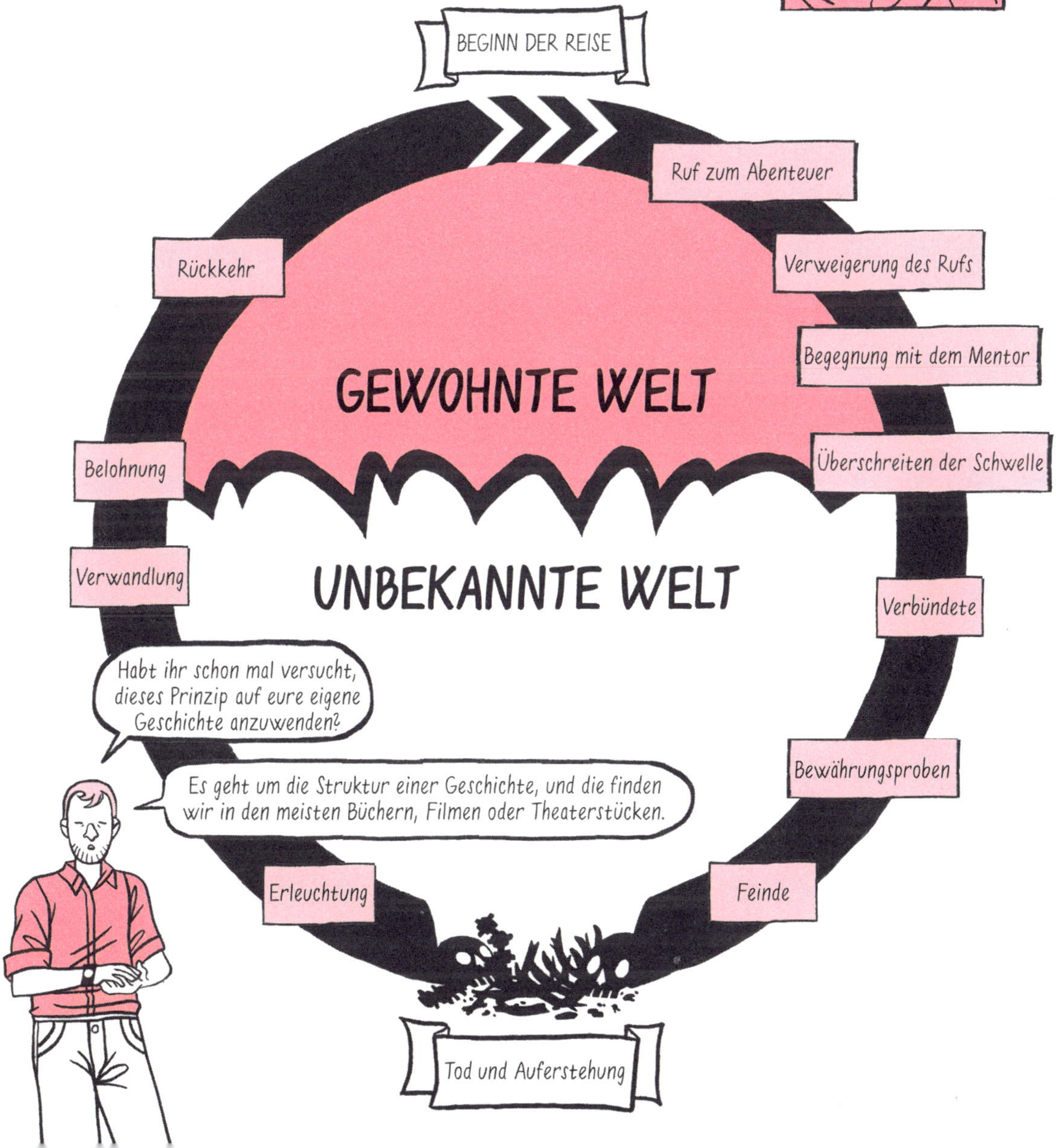
BEGINN DER REISE
Ruf zum Abenteuer
Verweigerung des Rufs
Begegnung mit dem Mentor
Überschreiten der Schwelle
Verbündete
Bewährungsproben
Feinde
Tod und Auferstehung
Erleuchtung
Verwandlung
Belohnung
Rückkehr
GEWOHNTE WELT
UNBEKANNTE WELT
Habt ihr schon mal versucht, dieses Prinzip auf eure eigene Geschichte anzuwenden?
Es geht um die Struktur einer Geschichte, und die finden wir in den meisten Büchern, Filmen oder Theaterstücken.

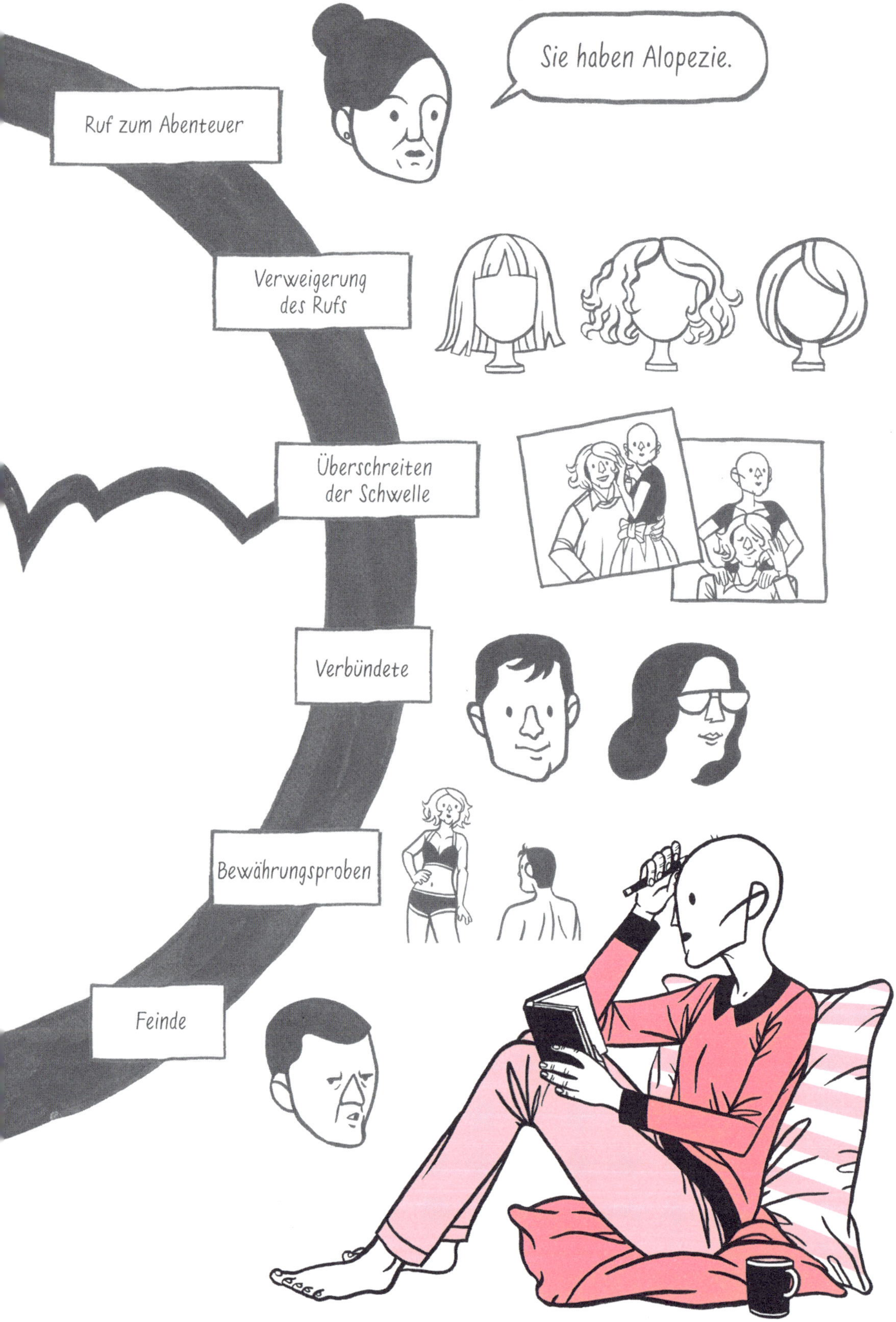

Ruf zum Abenteuer
Sie haben Alopezie.
Verweigerung des Rufs
Überschreiten der Schwelle
Verbündete
Bewährungsproben
Feinde

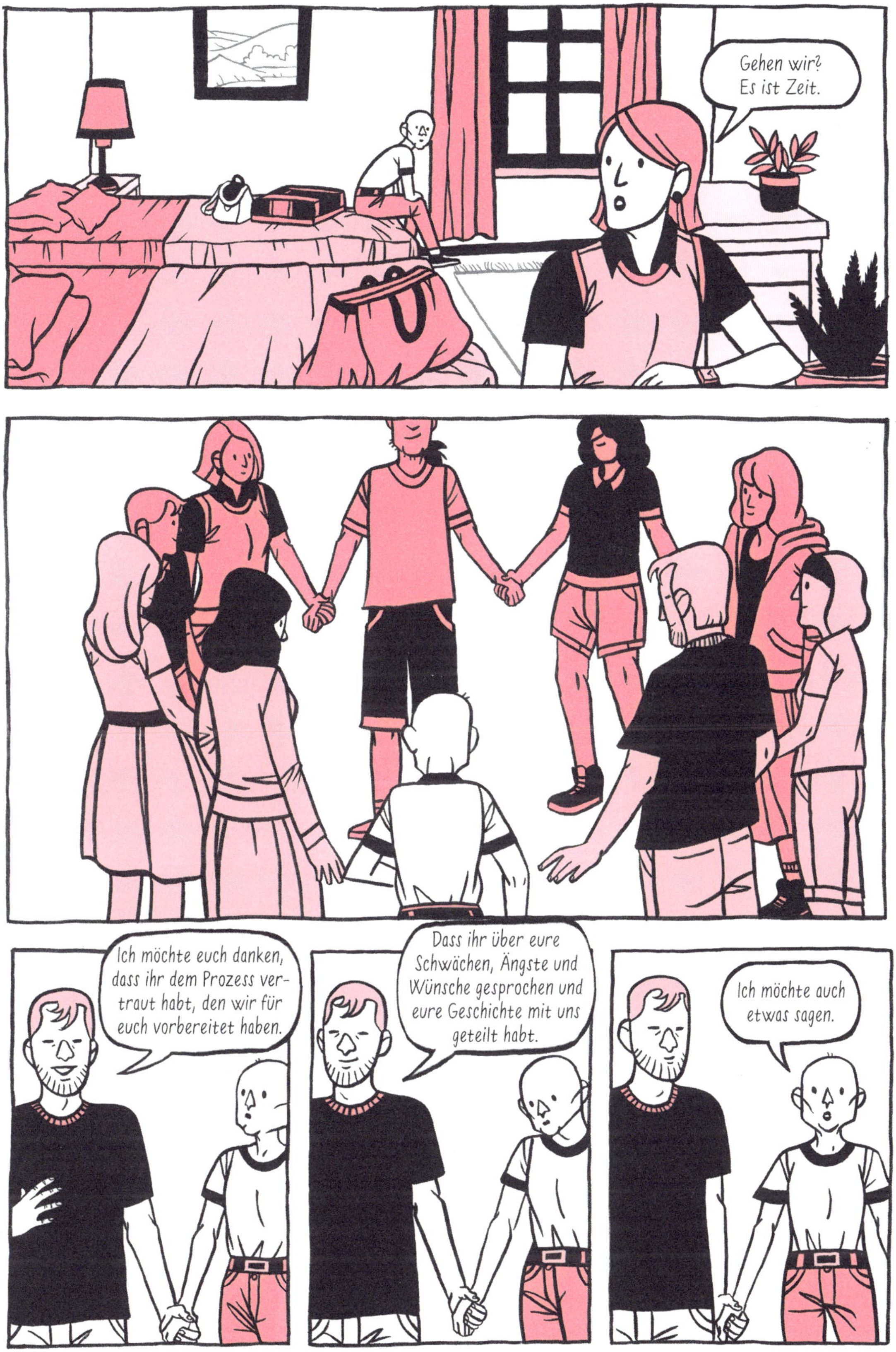
Gehen wir? Es ist Zeit.
Ich möchte euch danken, dass ihr dem Prozess vertraut habt, den wir für euch vorbereitet haben.
Dass ihr über eure Schwächen, Ängste und Wünsche gesprochen und eure Geschichte mit uns geteilt habt.
Ich möchte auch etwas sagen.

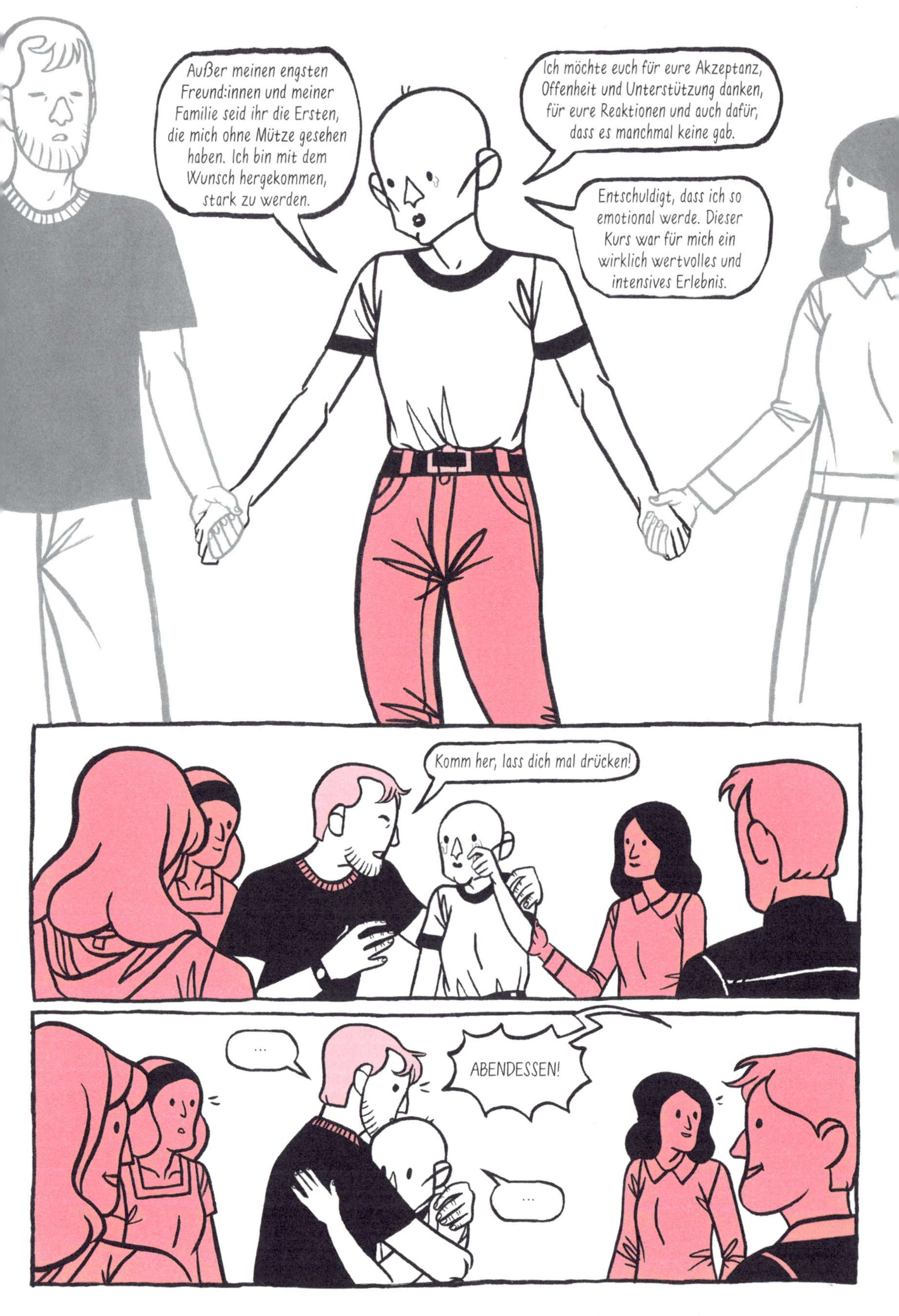
Außer meinen engsten Freund:innen und meiner Familie seid ihr die Ersten, die mich ohne Mütze gesehen haben. Ich bin mit dem Wunsch hergekommen, stark zu werden.
Ich möchte euch für eure Akzeptanz, Offenheit und Unterstützung danken, für eure Reaktionen und auch dafür, dass es manchmal keine gab.
Entschuldigt, dass ich so emotional werde. Dieser Kurs war für mich ein wirklich wertvolles und intensives Erlebnis.
Komm her, lass dich mal drücken!
...
ABENDESSEN!
...

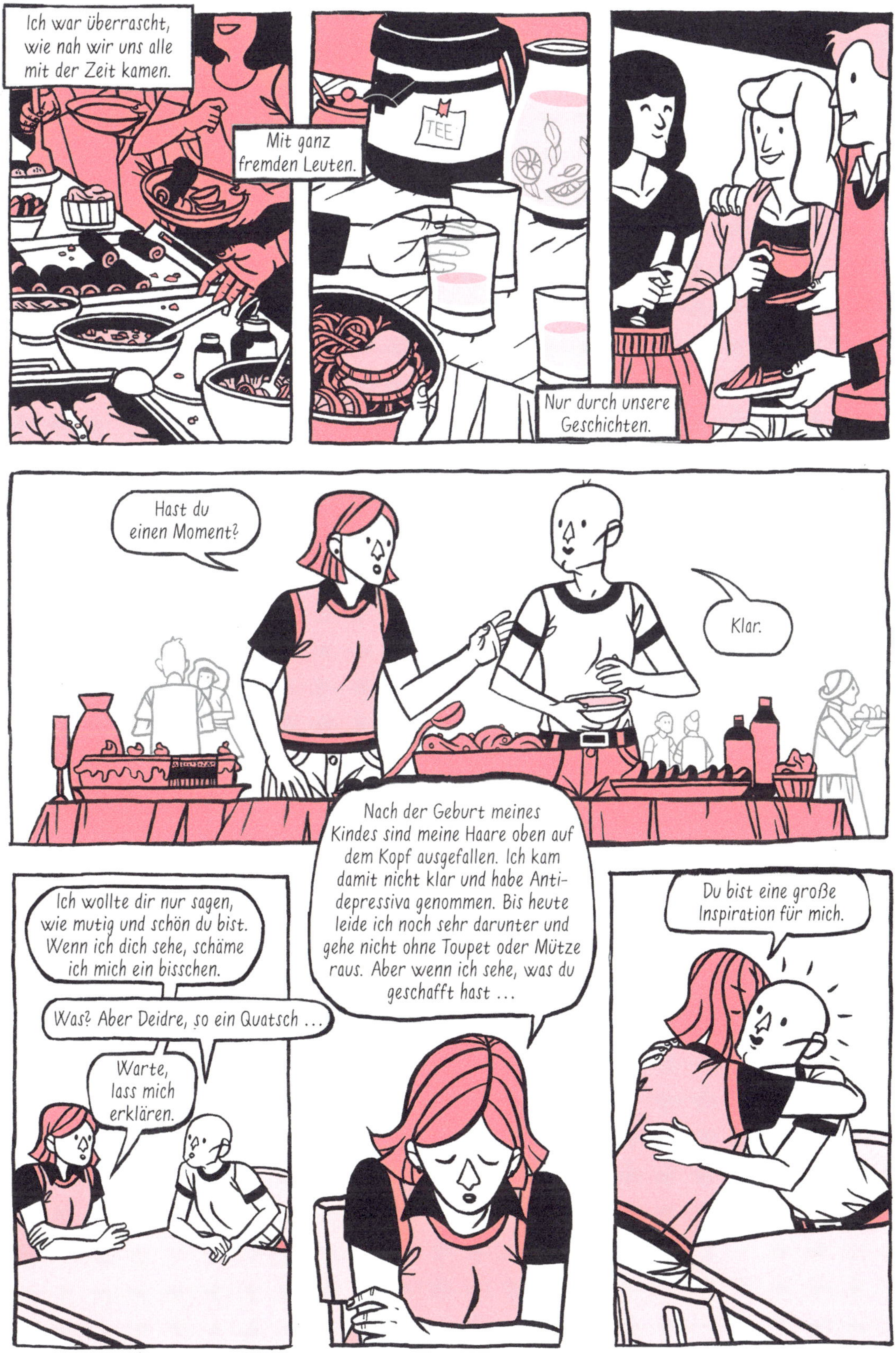
Ich war überrascht, wie nah wir uns alle mit der Zeit kamen.
Mit ganz fremden Leuten.
TEE
Nur durch unsere Geschichten.
Hast du einen Moment?
Klar.
Ich wollte dir nur sagen, wie mutig und schön du bist. Wenn ich dich sehe, schäme ich mich ein bisschen.
Was? Aber Deidre, so ein Quatsch …
Warte, lass mich erklären.
Nach der Geburt meines Kindes sind meine Haare oben auf dem Kopf ausgefallen. Ich kam damit nicht klar und habe Antidepressiva genommen. Bis heute leide ich noch sehr darunter und gehe nicht ohne Toupet oder Mütze raus. Aber wenn ich sehe, was du geschafft hast …
Du bist eine große Inspiration für mich.

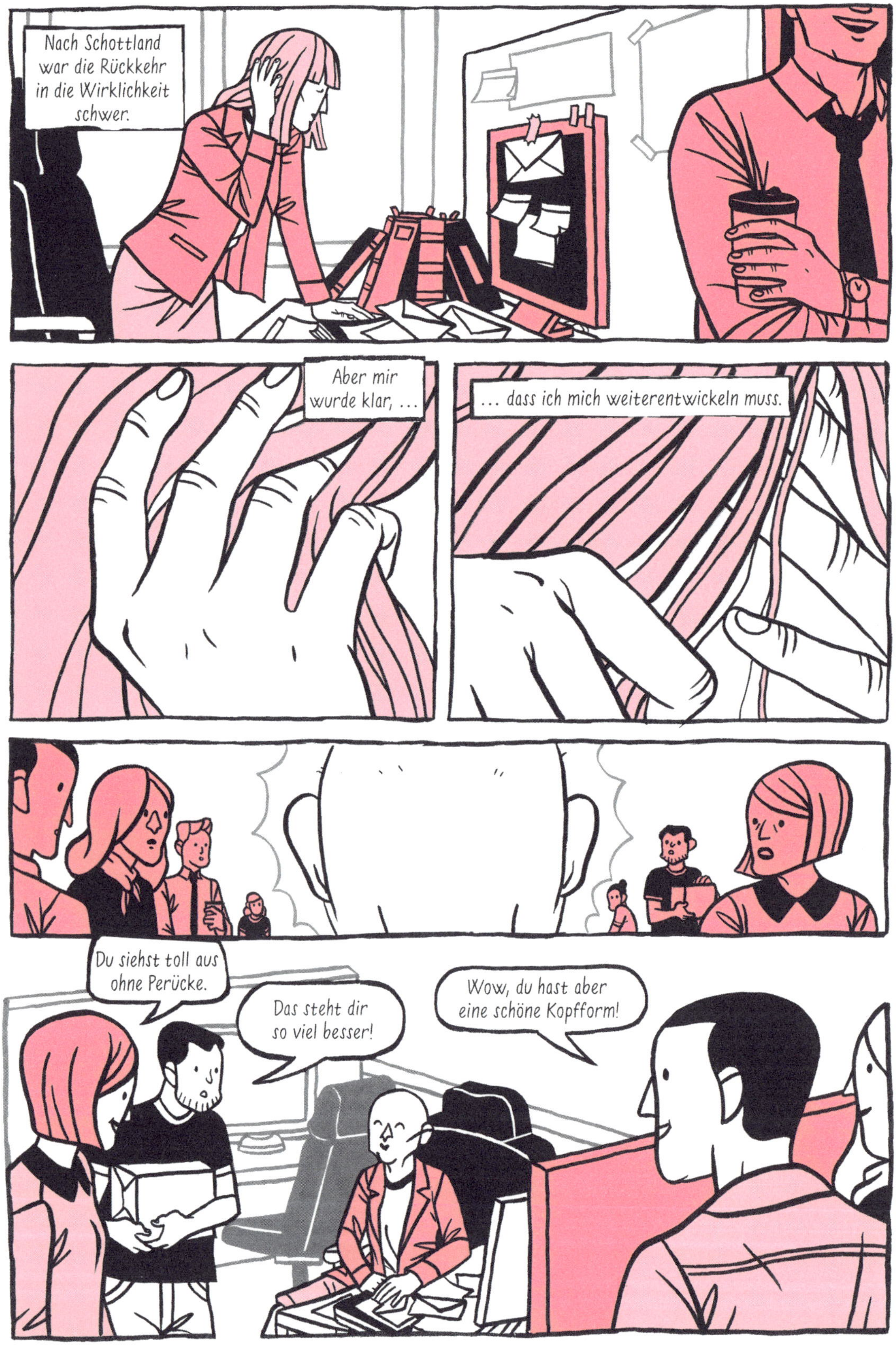
Nach Schottland war die Rückkehr in die Wirklichkeit schwer.
Aber mir wurde klar, …
… dass ich mich weiterentwickeln muss.
Du siehst toll aus ohne Perücke.
Das steht dir so viel besser!
Wow, du hast aber eine schöne Kopfform!

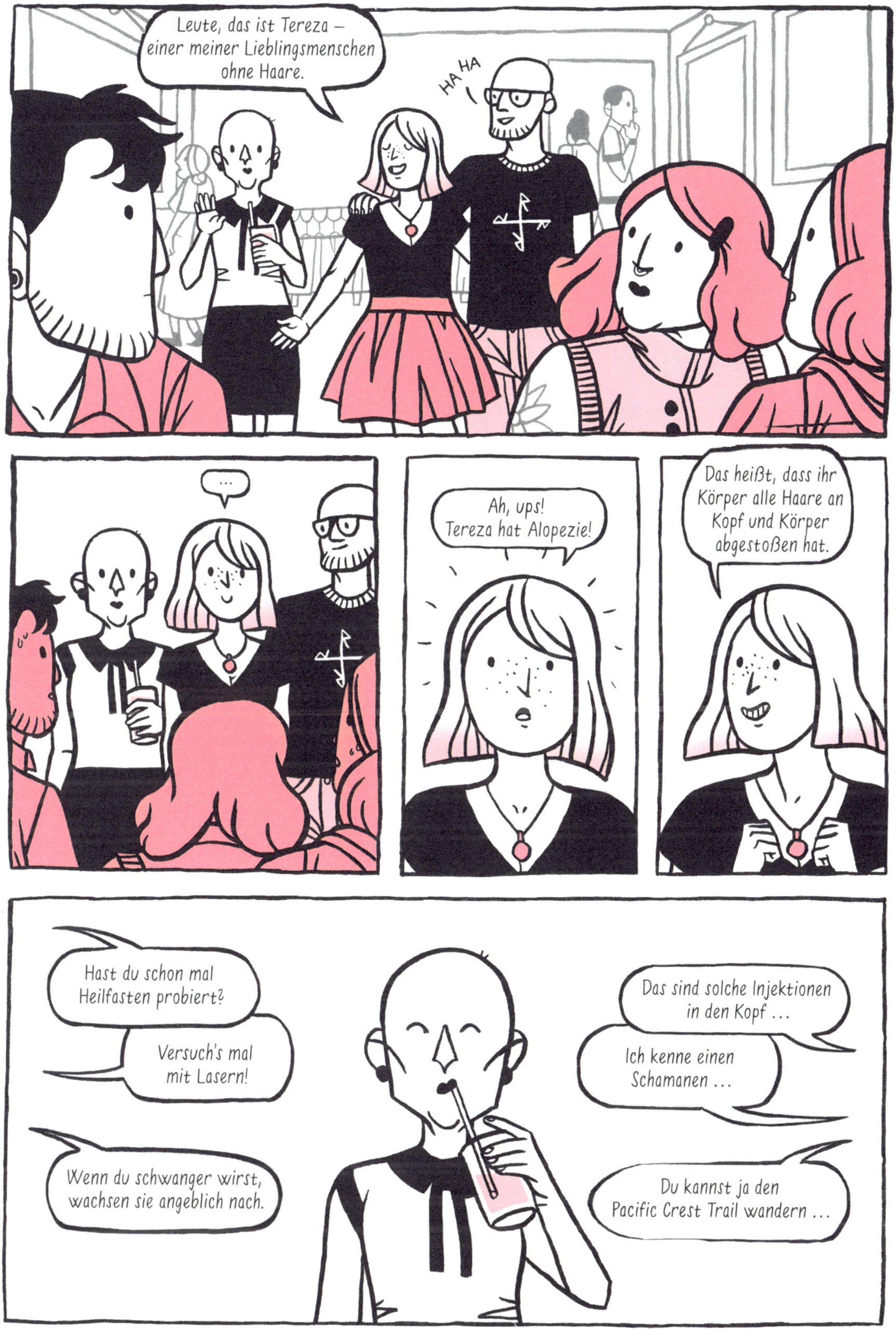
Leute, das ist Tereza – einer meiner Lieblingsmenschen ohne Haare.
HA HA
...
Ah, ups! Tereza hat Alopezie!
Das heißt, dass ihr Körper alle Haare an Kopf und Körper abgestoßen hat.
Hast du schon mal Heilfasten probiert?
Versuch's mal mit Lasern!
Wenn du schwanger wirst, wachsen sie angeblich nach.
Das sind solche Injektionen in den Kopf ...
Ich kenne einen Schamanen ...
Du kannst ja den Pacific Crest Trail wandern ...

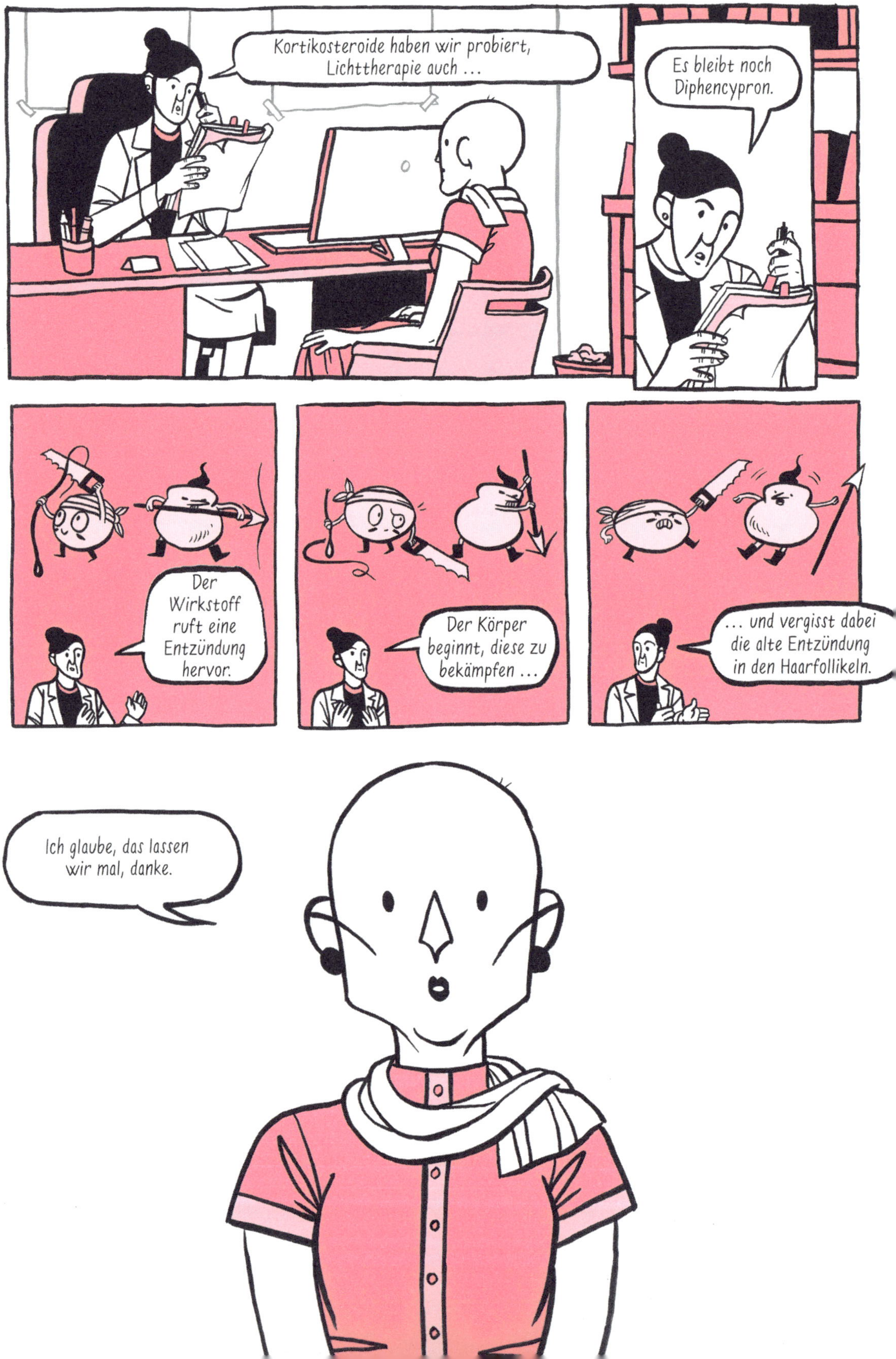
Kortikosteroide haben wir probiert, Lichttherapie auch …
Es bleibt noch Diphencypron.
Der Wirkstoff ruft eine Entzündung hervor.
Der Körper beginnt, diese zu bekämpfen …
… und vergisst dabei die alte Entzündung in den Haarfollikeln.
Ich glaube, das lassen wir mal, danke.

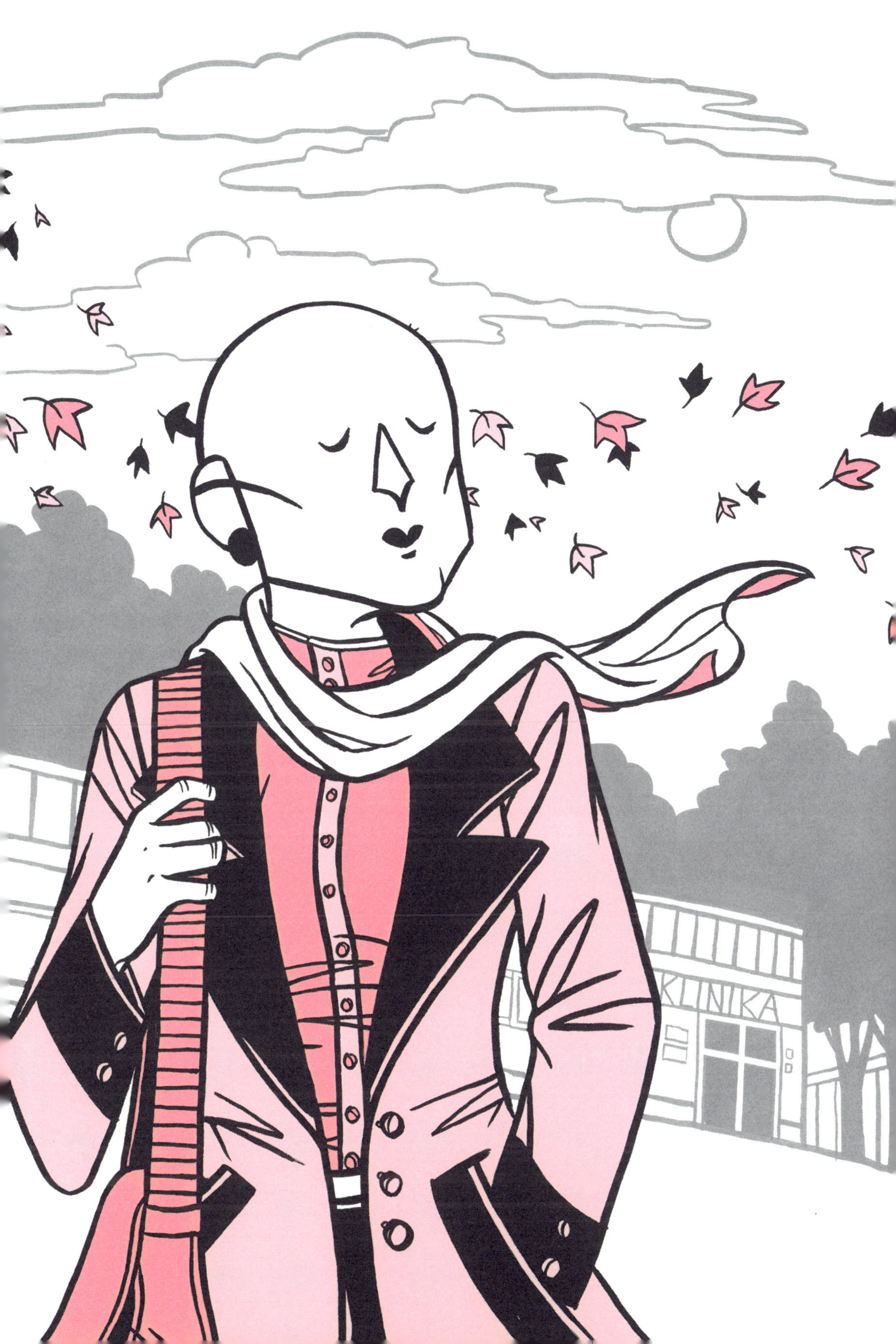
KLINIKA

SO ALT WERDEN DIESE HAARE ...

WIMPERN UND AUGENBRAUEN: 100 TAGE

Lebenserwartung einer Libelle.

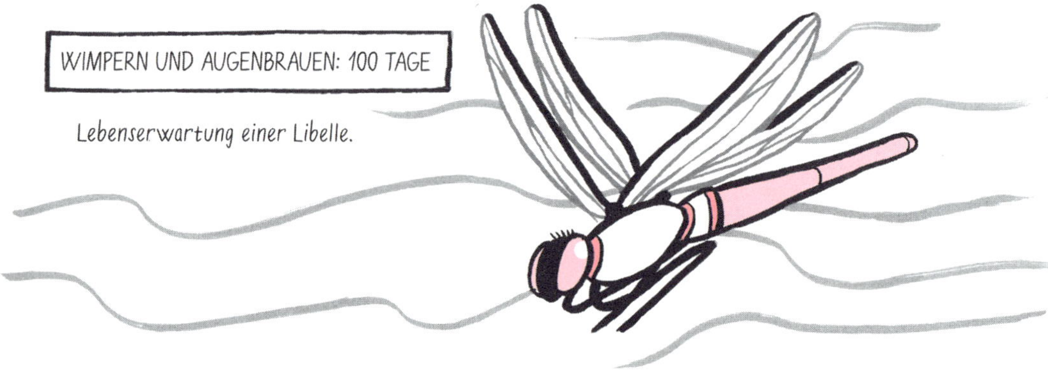

HAARE AUF DEM KOPF: 2–6 JAHRE

Ungefähr so alt, wie eine Ratte werden kann.

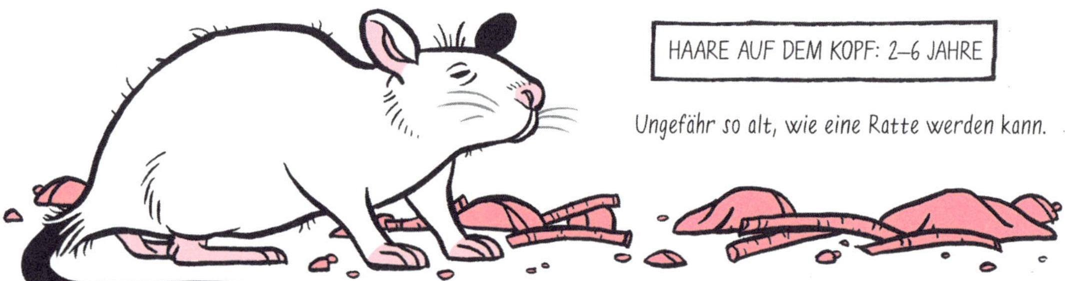

Anm.: Die Anzahl der ausgefallenen Haare schwankt und liegt bei etwa 40 bis 90 Haaren innerhalb von 24 Stunden

KÖRPERBEHAARUNG: 4–9 JAHRE

So viele Jahre kann ein Schwan leben.

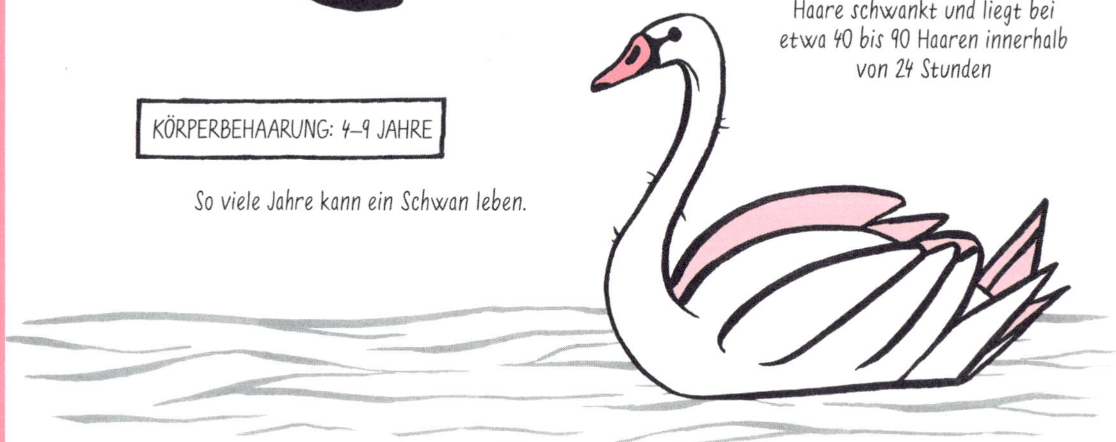

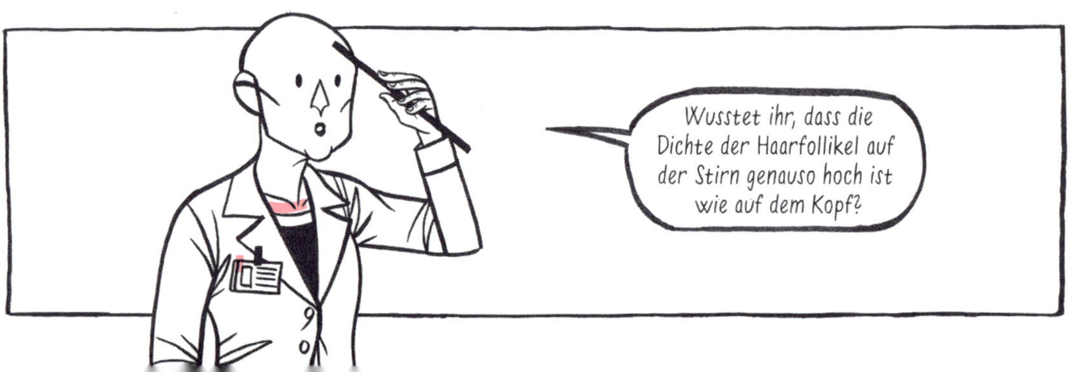
Wusstet ihr, dass die Dichte der Haarfollikel auf der Stirn genauso hoch ist wie auf dem Kopf?

UND WELCHE FUNKTION HABEN HAARE?

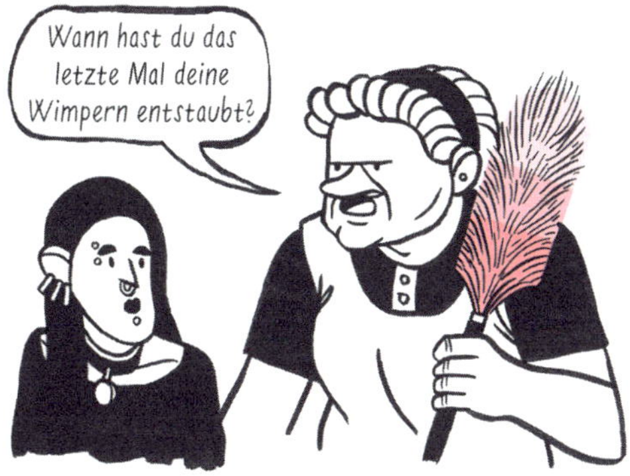
Wann hast du das letzte Mal deine Wimpern entstaubt?

WIMPERN

Schützen vor Verletzungen, Staubfänger, lösen Blinzeln als Schutzreflex aus.

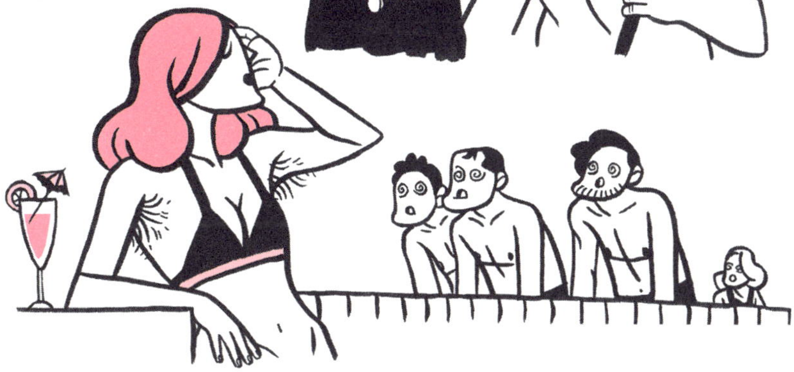

ACHSELHAARE

Helfen, den abgesonderten Geruch so lange festzuhalten, bis ein Partner oder eine Partnerin angelockt wird.

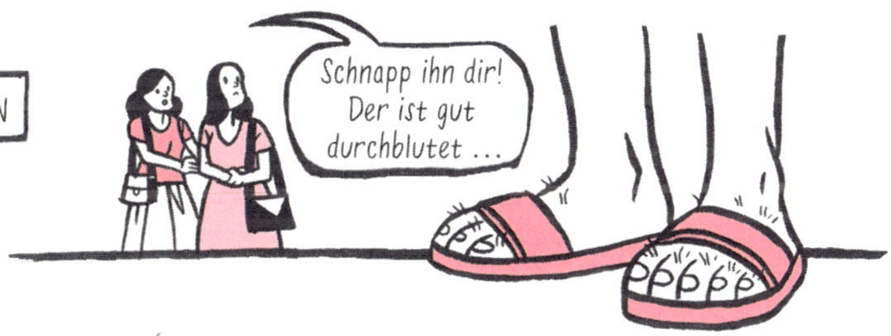
Schnapp ihn dir! Der ist gut durchblutet …

HÄRCHEN AUF FUSSRÜCKEN UND ZEHEN

Zeichen für gute Durchblutung.

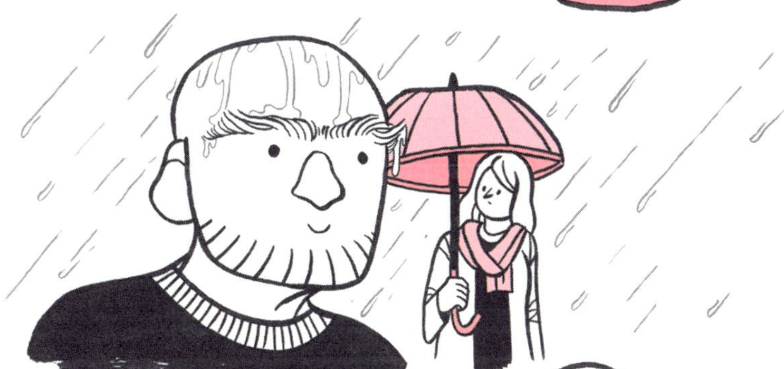

AUGENBRAUEN

Leiten Feuchtigkeit, Schweiß und Regen ab.

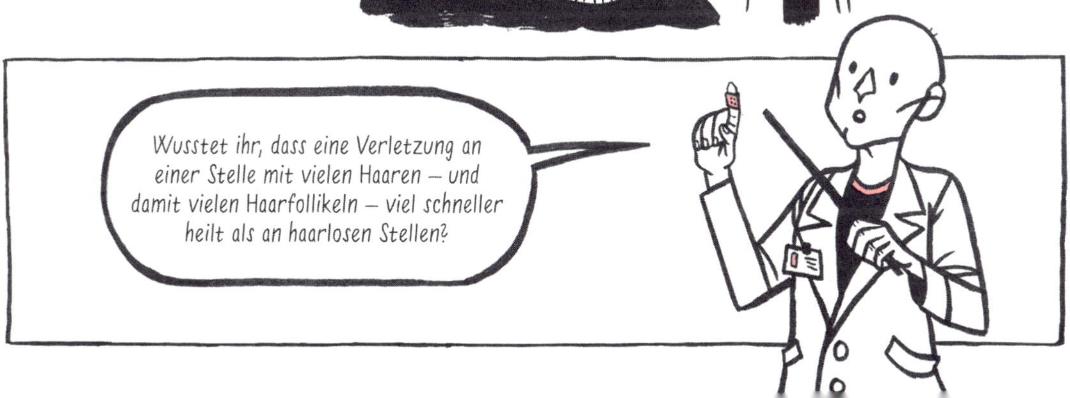
Wusstet ihr, dass eine Verletzung an einer Stelle mit vielen Haaren – und damit vielen Haarfollikeln – viel schneller heilt als an haarlosen Stellen?

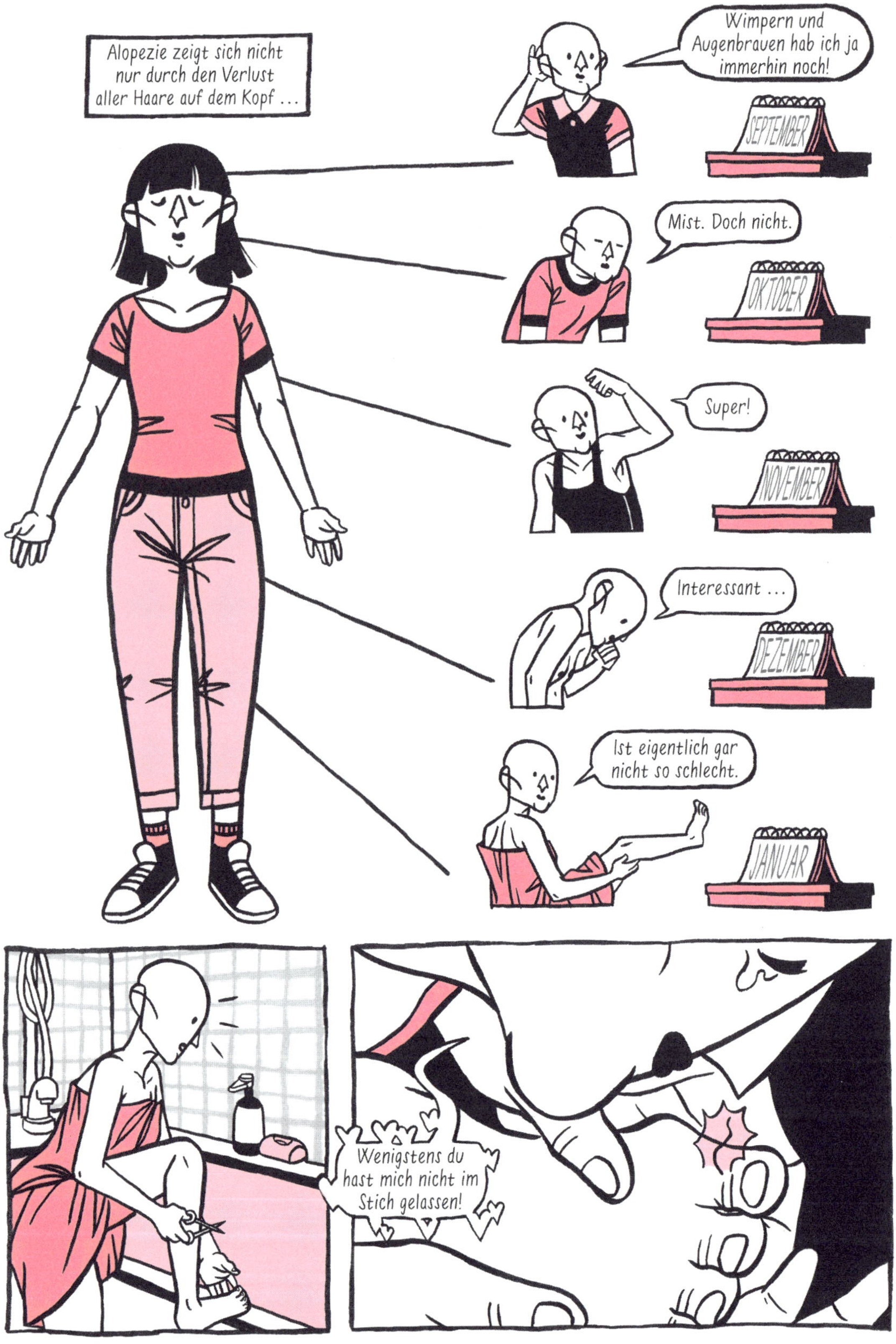
Alopezie zeigt sich nicht nur durch den Verlust aller Haare auf dem Kopf …
Wimpern und Augenbrauen hab ich ja immerhin noch!
SEPTEMBER
Mist. Doch nicht.
OKTOBER
Super!
NOVEMBER
Interessant …
DEZEMBER
Ist eigentlich gar nicht so schlecht.
JANUAR
Wenigstens du hast mich nicht im Stich gelassen!

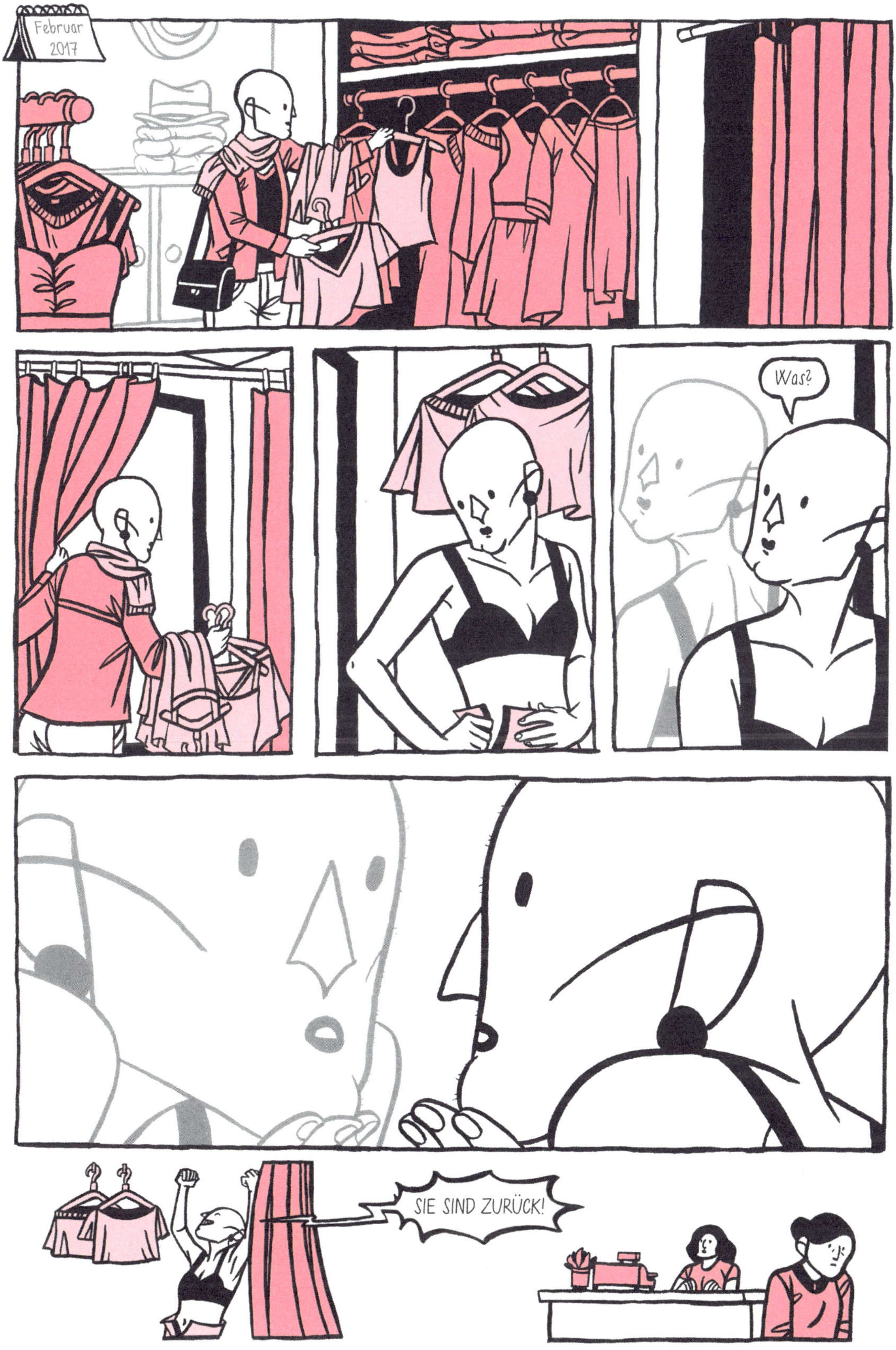
Februar
2017
Was?
SIE SIND ZURÜCK!

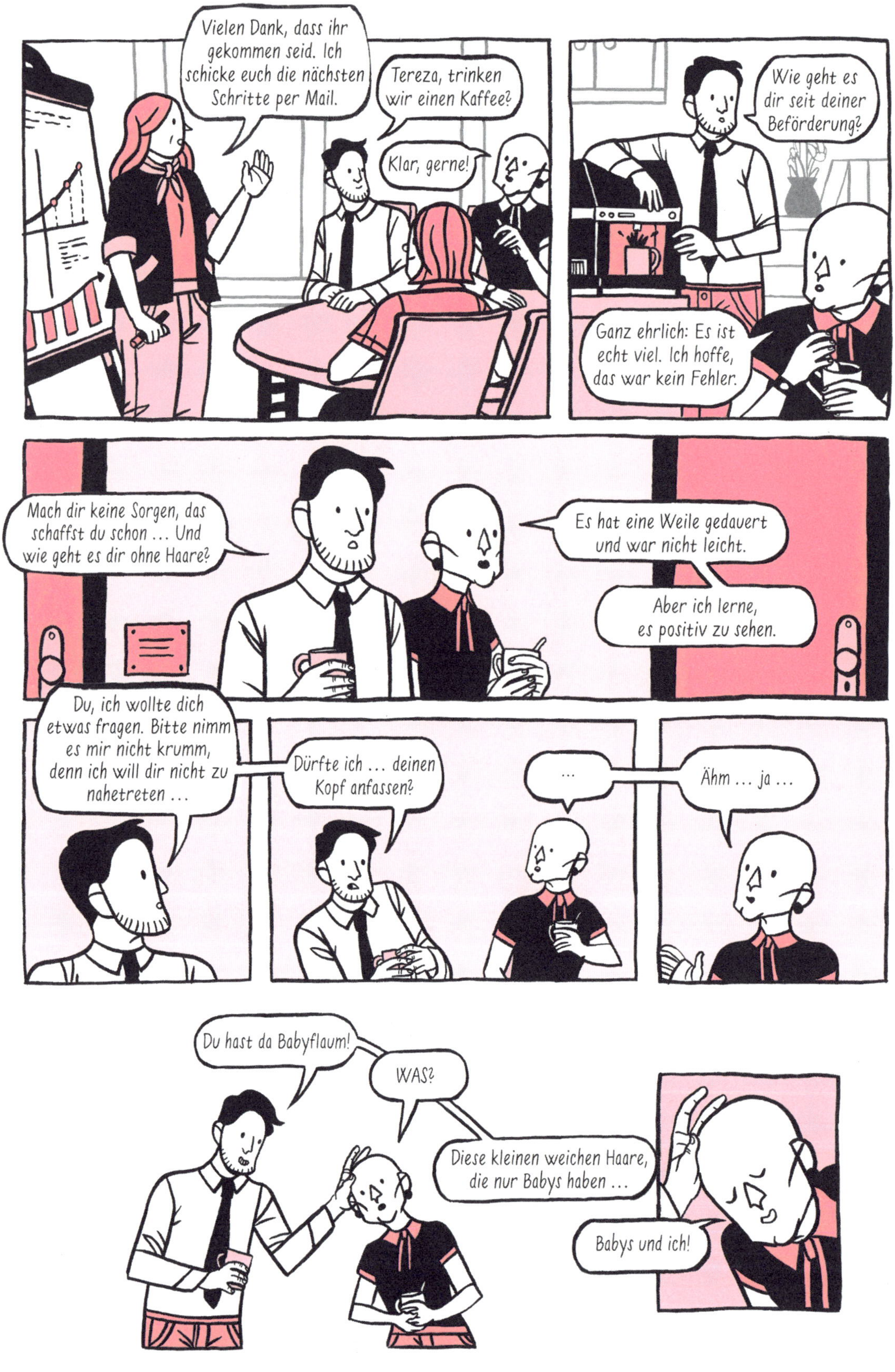
Vielen Dank, dass ihr gekommen seid. Ich schicke euch die nächsten Schritte per Mail.
Tereza, trinken wir einen Kaffee?
Klar, gerne!
Wie geht es dir seit deiner Beförderung?
Ganz ehrlich: Es ist echt viel. Ich hoffe, das war kein Fehler.
Mach dir keine Sorgen, das schaffst du schon … Und wie geht es dir ohne Haare?
Es hat eine Weile gedauert und war nicht leicht.
Aber ich lerne, es positiv zu sehen.
Du, ich wollte dich etwas fragen. Bitte nimm es mir nicht krumm, denn ich will dir nicht zu nahetreten …
Dürfte ich … deinen Kopf anfassen?
…
Ähm … ja …
Du hast da Babyflaum!
WAS?
Diese kleinen weichen Haare, die nur Babys haben …
Babys und ich!

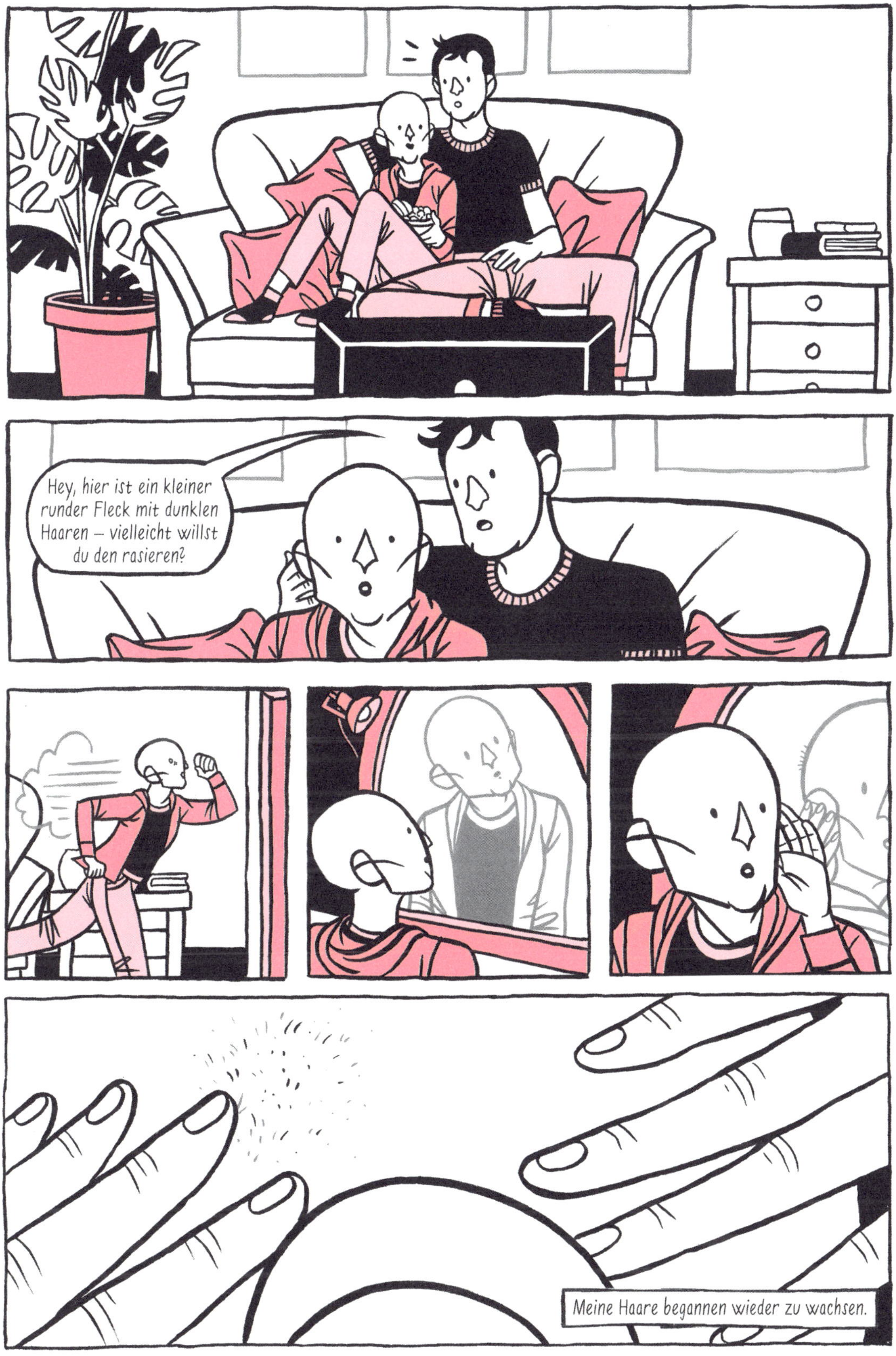
Hey, hier ist ein kleiner runder Fleck mit dunklen Haaren – vielleicht willst du den rasieren?
Meine Haare begannen wieder zu wachsen.

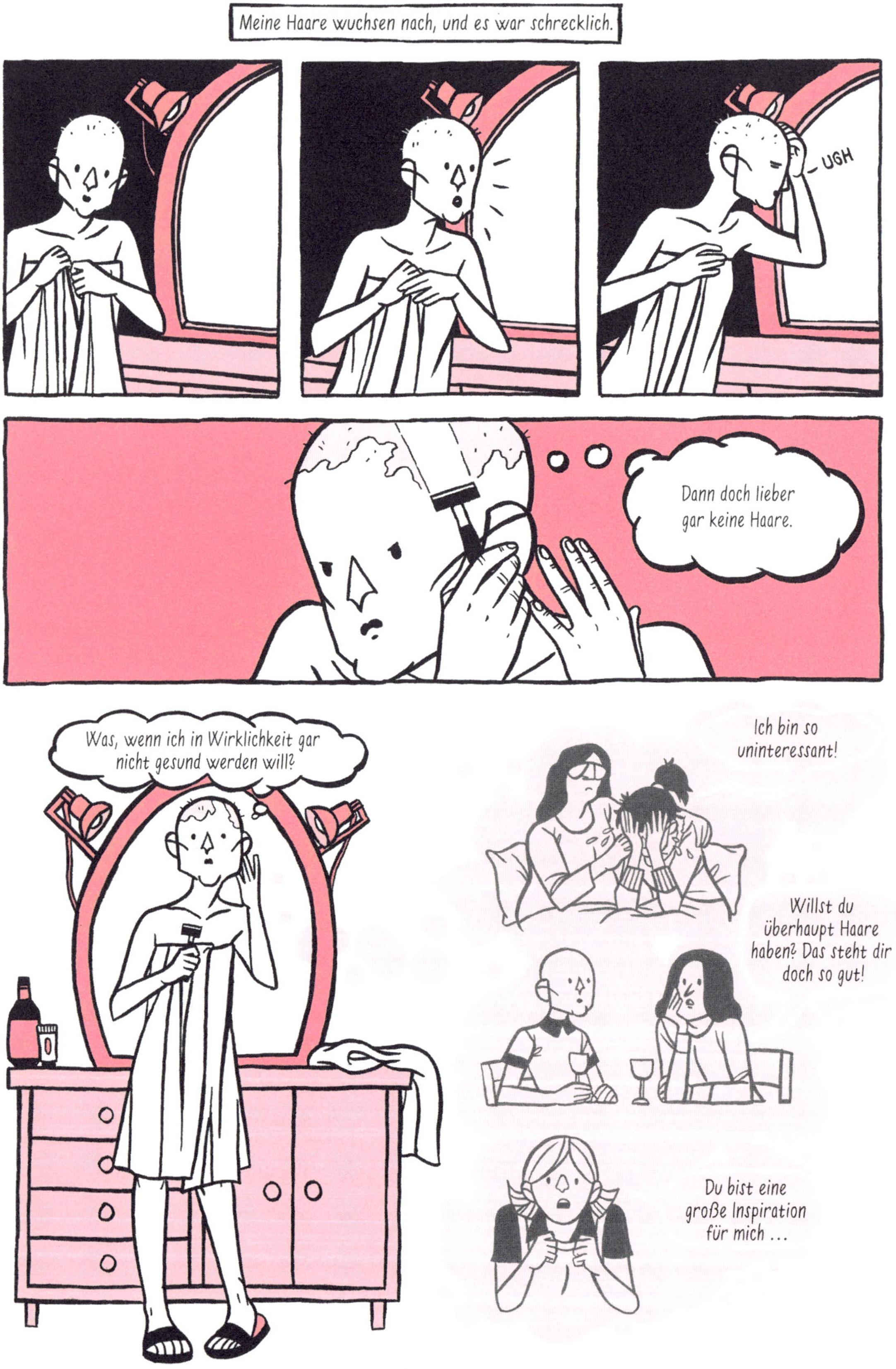
Meine Haare wuchsen nach, und es war schrecklich.
UGH
Dann doch lieber gar keine Haare.
Was, wenn ich in Wirklichkeit gar nicht gesund werden will?
Ich bin so uninteressant!
Willst du überhaupt Haare haben? Das steht dir doch so gut!
Du bist eine große Inspiration für mich ...

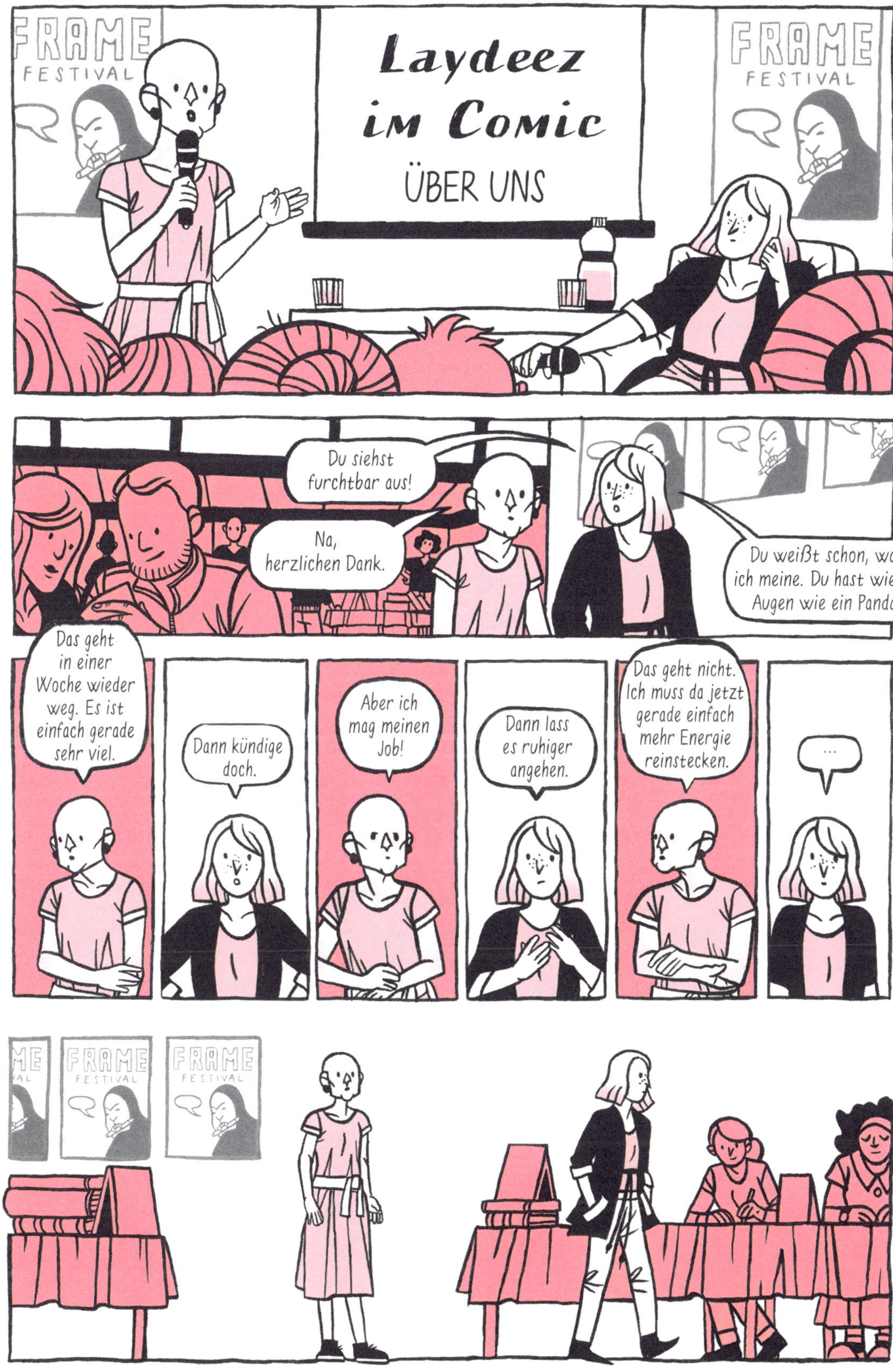
FRAME
FESTIVAL
Laydeez
im Comic
ÜBER UNS
FRAME
FESTIVAL
Du siehst furchtbar aus!
Na, herzlichen Dank.
Du weißt schon, was ich meine. Du hast wieder Augen wie ein Panda.
Das geht in einer Woche wieder weg. Es ist einfach gerade sehr viel.
Dann kündige doch.
Aber ich mag meinen Job!
Dann lass es ruhiger angehen.
Das geht nicht. Ich muss da jetzt gerade einfach mehr Energie reinstecken.
...
FRAME
FESTIVAL
FRAME
FESTIVAL

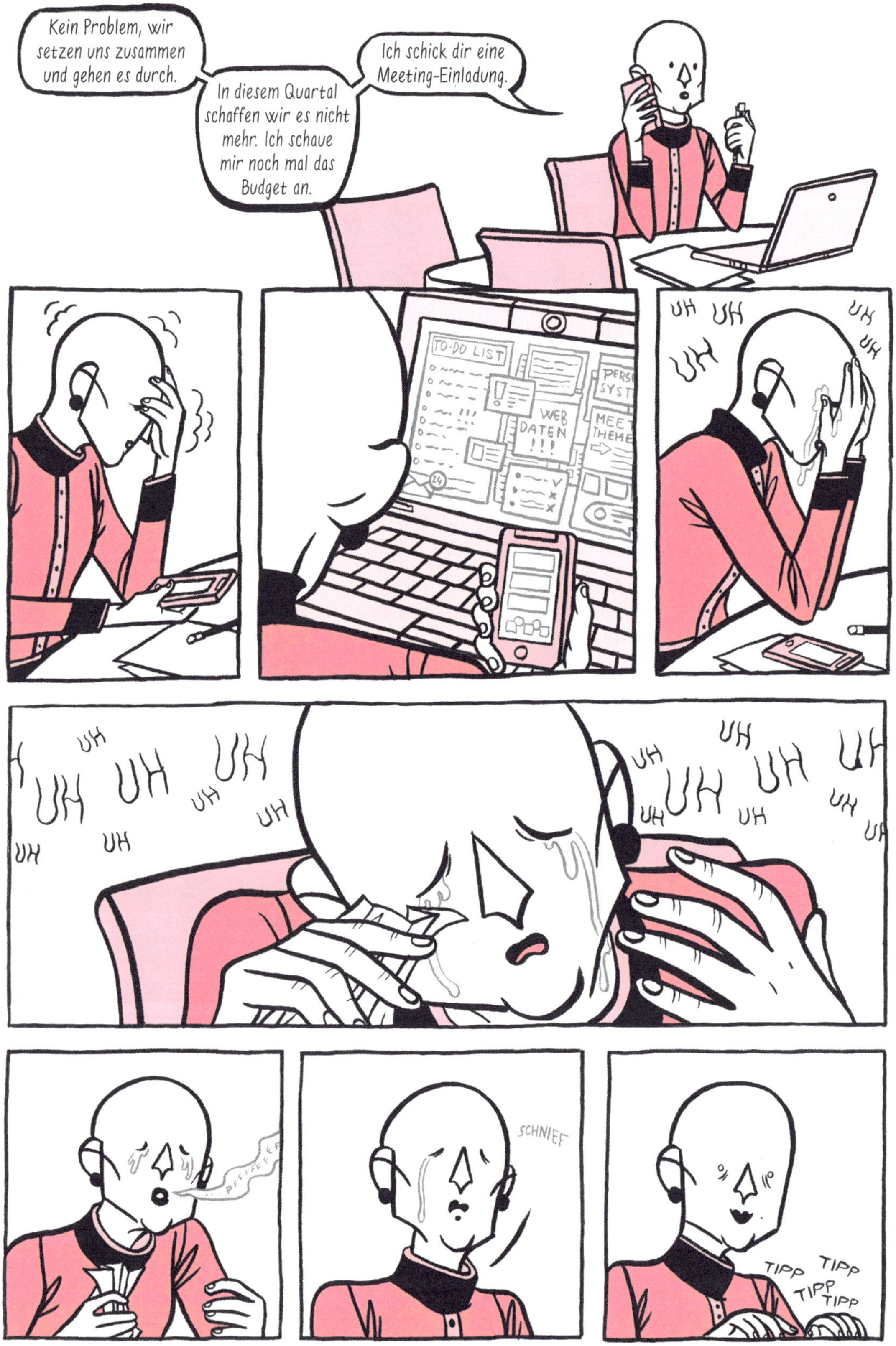
Kein Problem, wir setzen uns zusammen und gehen es durch.
In diesem Quartal schaffen wir es nicht mehr. Ich schaue mir noch mal das Budget an.
Ich schick dir eine Meeting-Einladung.
TO-DO LIST
WEB DATEN !!!
UH UH UH UH UH
UH UH UH UH UH UH UH UH UH UH UH UH UH UH UH UH
SCHNIEF
TIPP TIPP TIPP TIPP

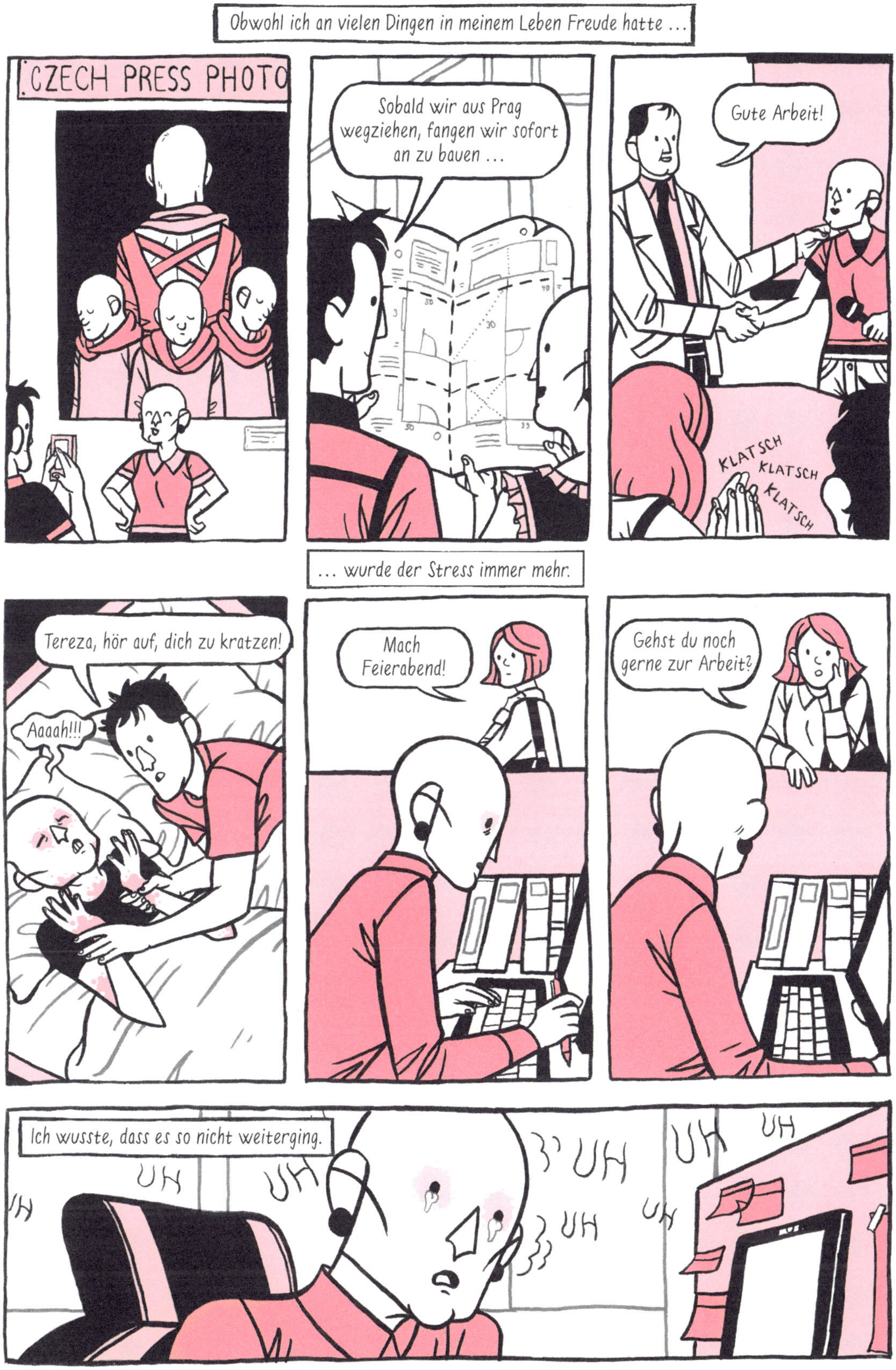

Obwohl ich an vielen Dingen in meinem Leben Freude hatte …
CZECH PRESS PHOTO
Sobald wir aus Prag wegziehen, fangen wir sofort an zu bauen …
Gute Arbeit!
KLATSCH
KLATSCH
KLATSCH
… wurde der Stress immer mehr.
Tereza, hör auf, dich zu kratzen!
Aaaah!!!
Mach Feierabend!
Gehst du noch gerne zur Arbeit?
Ich wusste, dass es so nicht weiterging.
UH
UH
UH
UH
UH
UH
UH

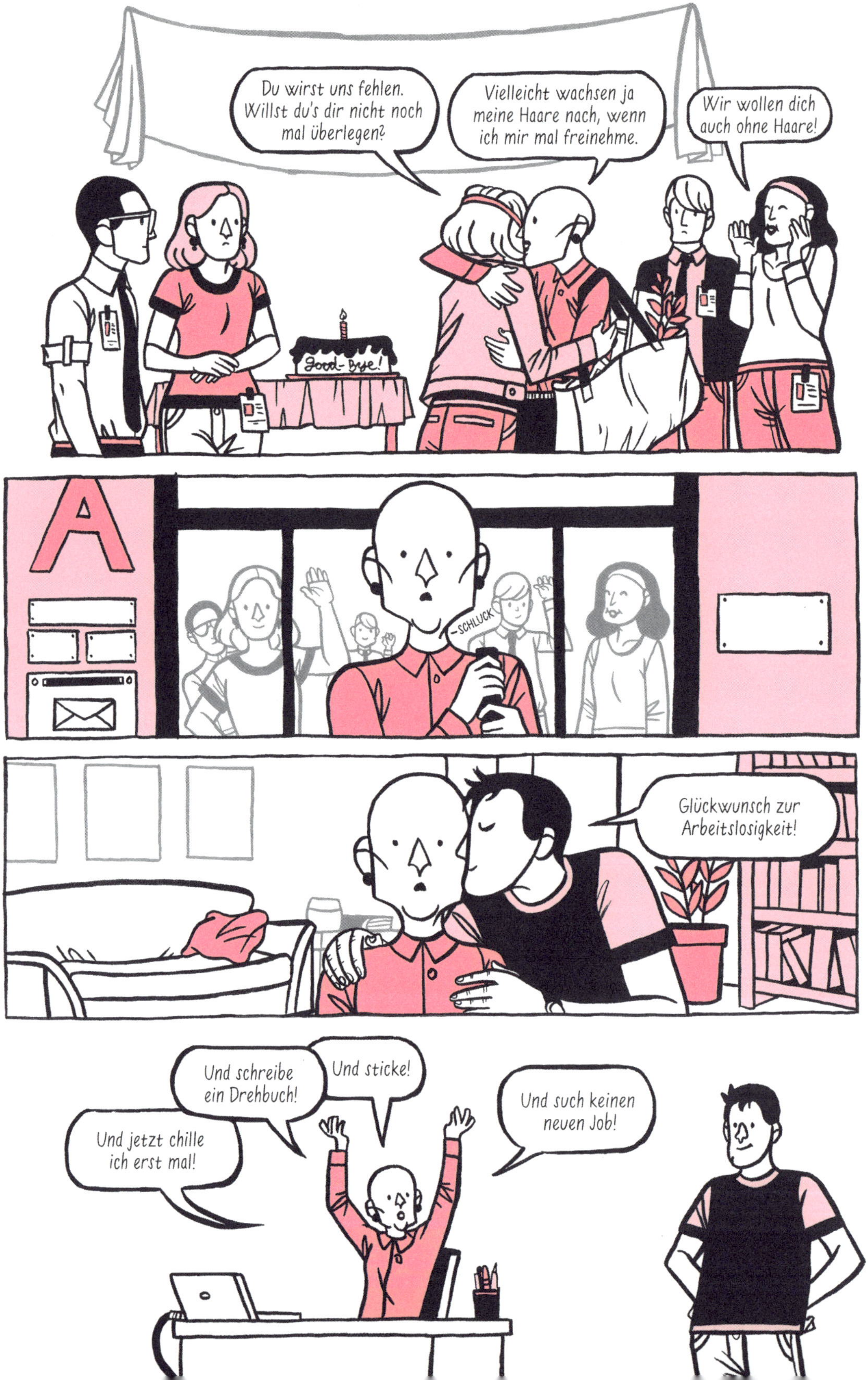

Du wirst uns fehlen. Willst du's dir nicht noch mal überlegen?
Vielleicht wachsen ja meine Haare nach, wenn ich mir mal freinehme.
Wir wollen dich auch ohne Haare!
Good-Bye!
A
SCHLUCK
Glückwunsch zur Arbeitslosigkeit!
Und jetzt chille ich erst mal!
Und schreibe ein Drehbuch!
Und sticke!
Und such keinen neuen Job!

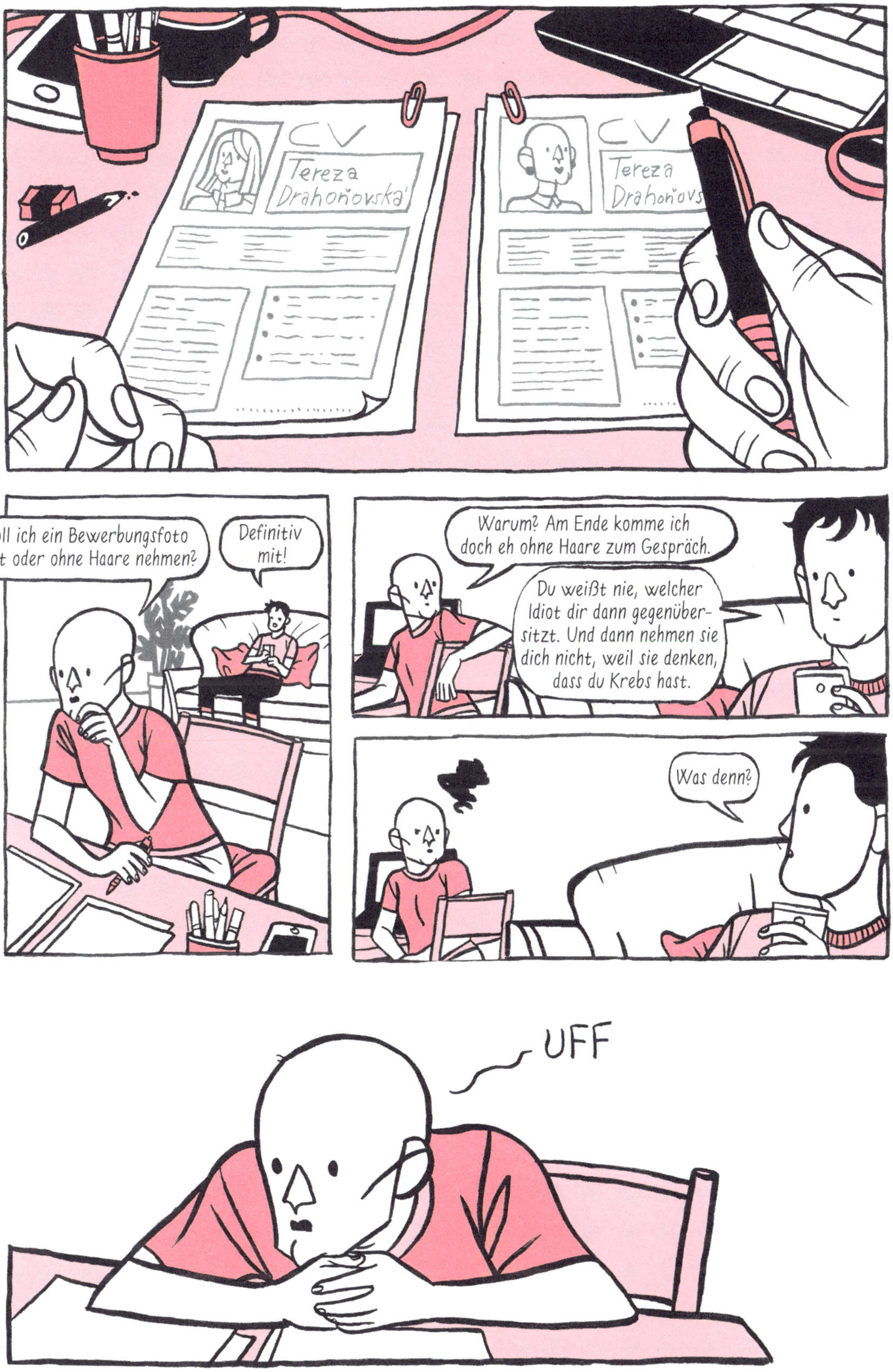
CV
Tereza Drahoňovská
CV
Tereza Drahoňovs
Soll ich ein Bewerbungsfoto mit oder ohne Haare nehmen?
Definitiv mit!
Warum? Am Ende komme ich doch eh ohne Haare zum Gespräch.
Du weißt nie, welcher Idiot dir dann gegenübersitzt. Und dann nehmen sie dich nicht, weil sie denken, dass du Krebs hast.
Was denn?
UFF

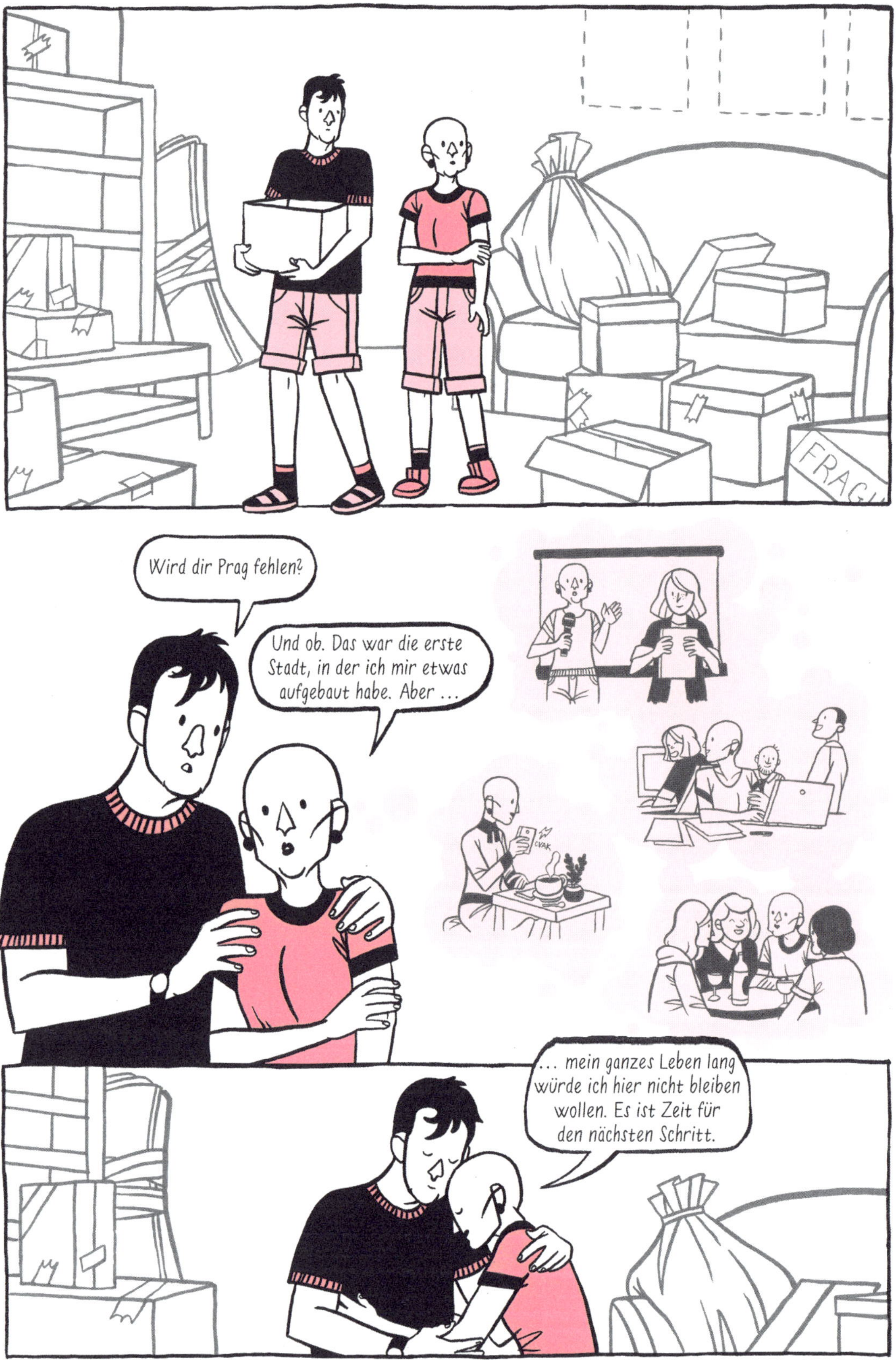
Wird dir Prag fehlen?
Und ob. Das war die erste Stadt, in der ich mir etwas aufgebaut habe. Aber …
CVAK
… mein ganzes Leben lang würde ich hier nicht bleiben wollen. Es ist Zeit für den nächsten Schritt.

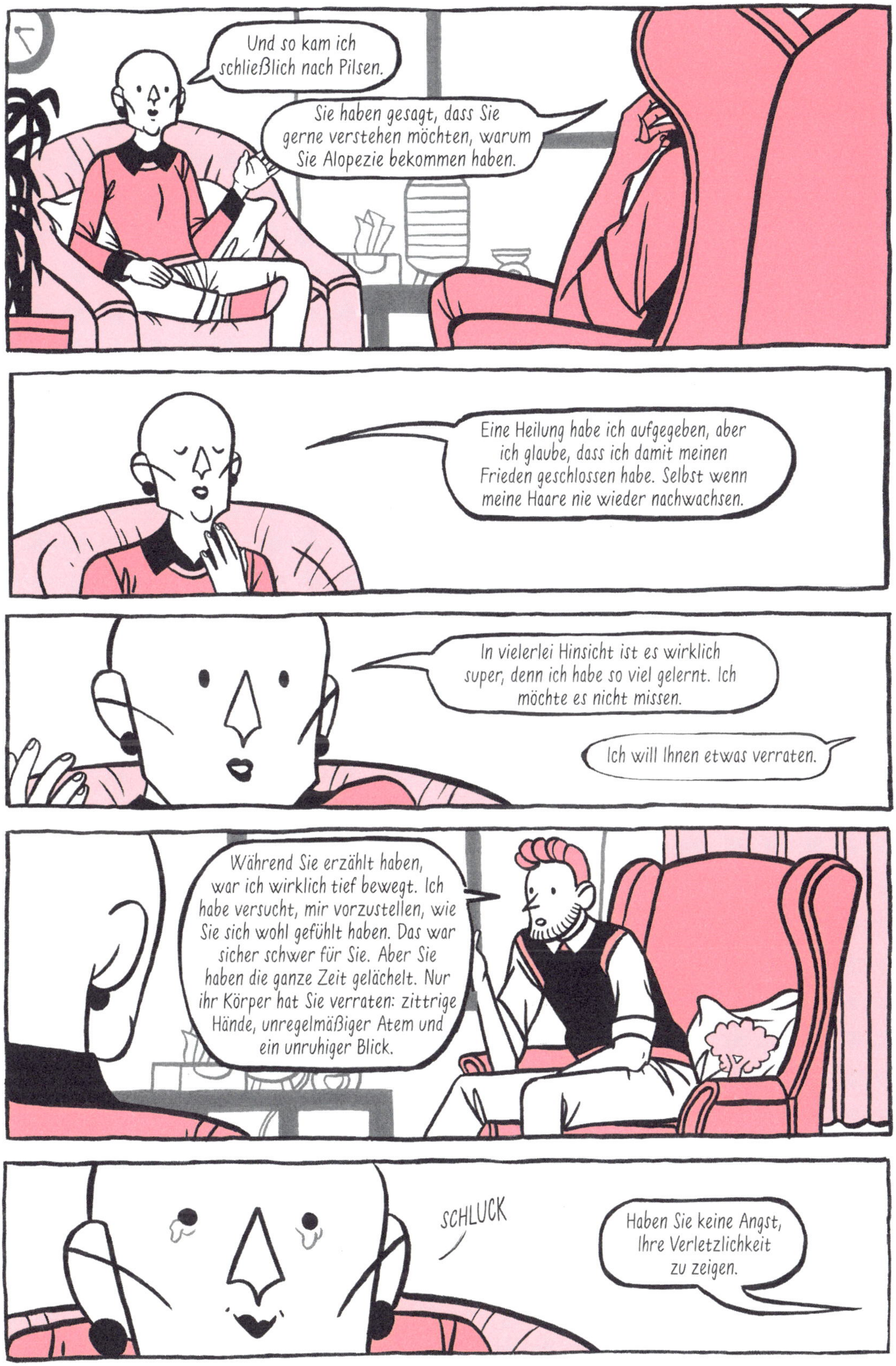
Und so kam ich schließlich nach Pilsen.
Sie haben gesagt, dass Sie gerne verstehen möchten, warum Sie Alopezie bekommen haben.
Eine Heilung habe ich aufgegeben, aber ich glaube, dass ich damit meinen Frieden geschlossen habe. Selbst wenn meine Haare nie wieder nachwachsen.
In vielerlei Hinsicht ist es wirklich super, denn ich habe so viel gelernt. Ich möchte es nicht missen.
Ich will Ihnen etwas verraten.
Während Sie erzählt haben, war ich wirklich tief bewegt. Ich habe versucht, mir vorzustellen, wie Sie sich wohl gefühlt haben. Das war sicher schwer für Sie. Aber Sie haben die ganze Zeit gelächelt. Nur ihr Körper hat Sie verraten: zittrige Hände, unregelmäßiger Atem und ein unruhiger Blick.
SCHLUCK
Haben Sie keine Angst, Ihre Verletzlichkeit zu zeigen.

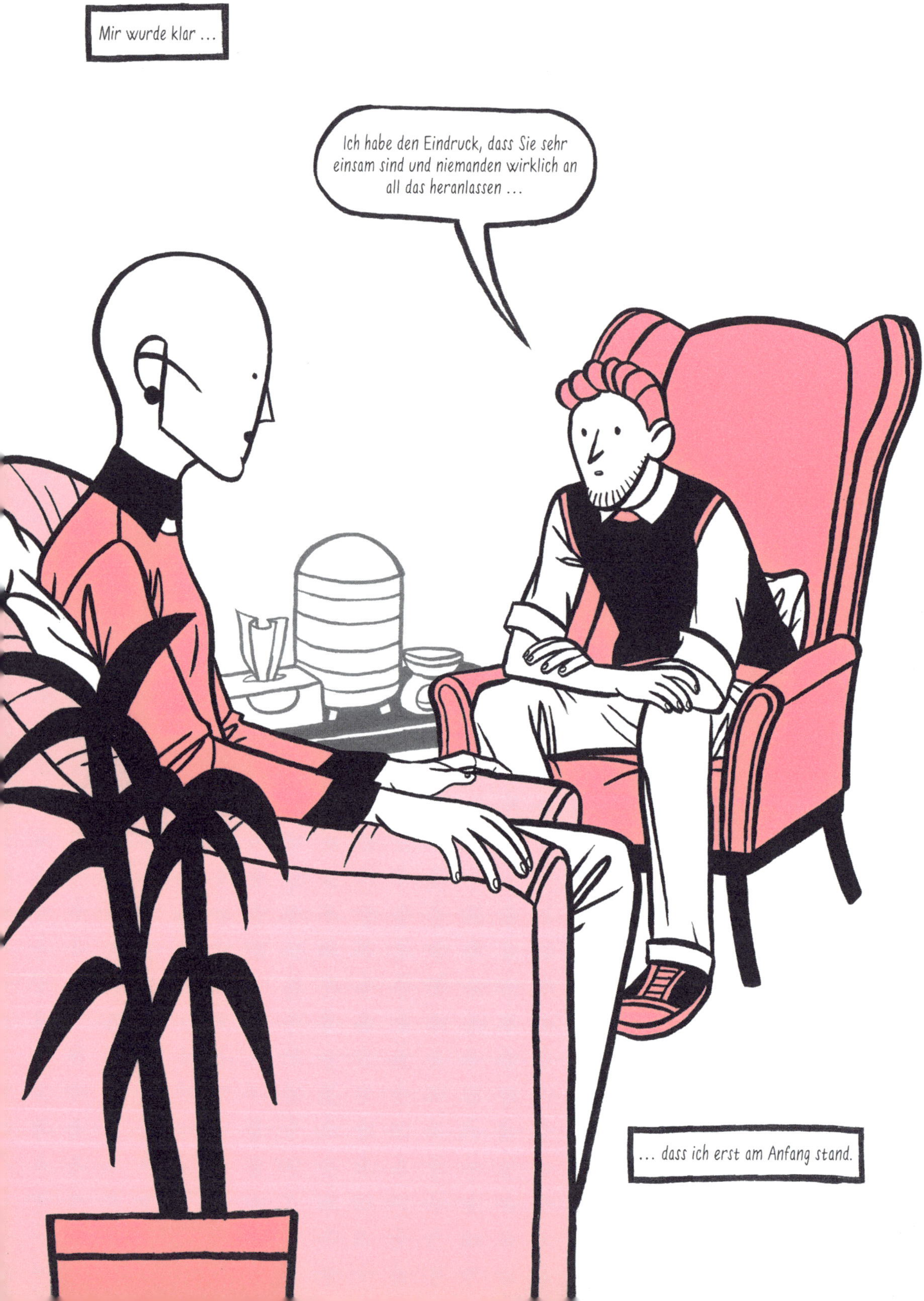
Mir wurde klar …
Ich habe den Eindruck, dass Sie sehr einsam sind und niemanden wirklich an all das heranlassen …
… dass ich erst am Anfang stand.

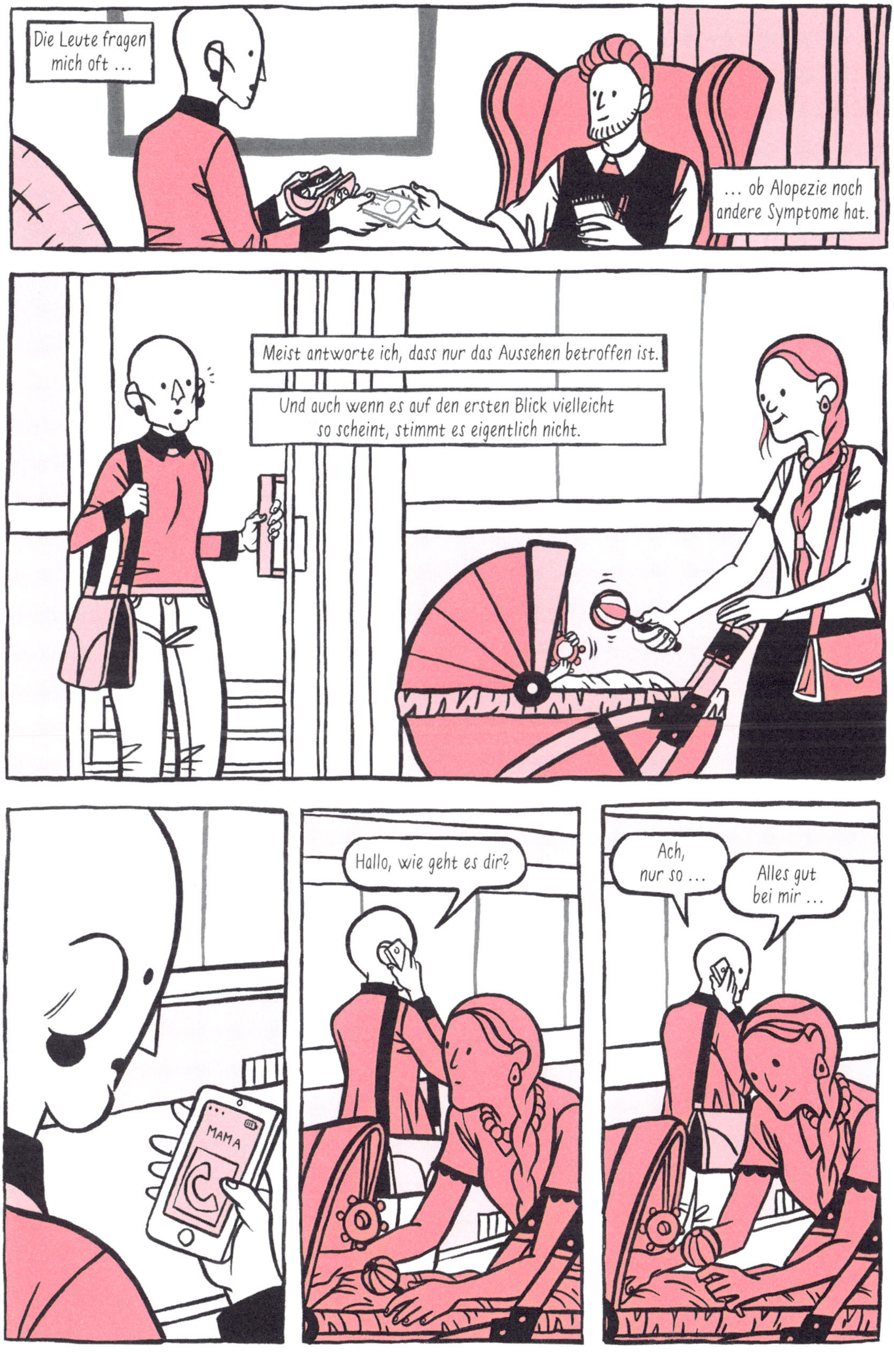
Die Leute fragen mich oft …
… ob Alopezie noch andere Symptome hat.
Meist antworte ich, dass nur das Aussehen betroffen ist.
Und auch wenn es auf den ersten Blick vielleicht so scheint, stimmt es eigentlich nicht.
MAMA
Hallo, wie geht es dir?
Ach, nur so …
Alles gut bei mir …

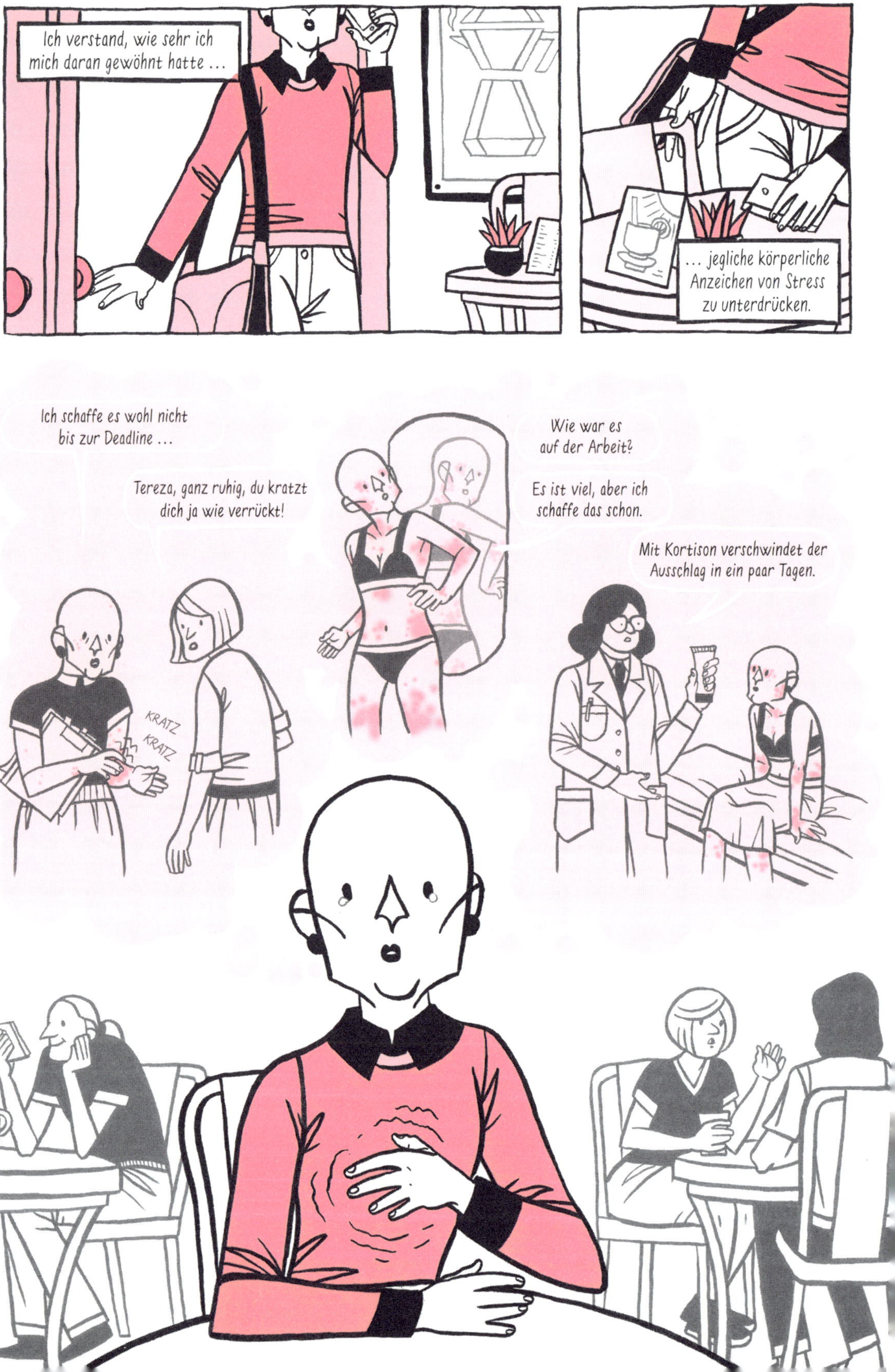

Ich verstand, wie sehr ich mich daran gewöhnt hatte …
… jegliche körperliche Anzeichen von Stress zu unterdrücken.
Ich schaffe es wohl nicht bis zur Deadline …
Tereza, ganz ruhig, du kratzt dich ja wie verrückt!
KRATZ KRATZ
Wie war es auf der Arbeit?
Es ist viel, aber ich schaffe das schon.
Mit Kortison verschwindet der Ausschlag in ein paar Tagen.

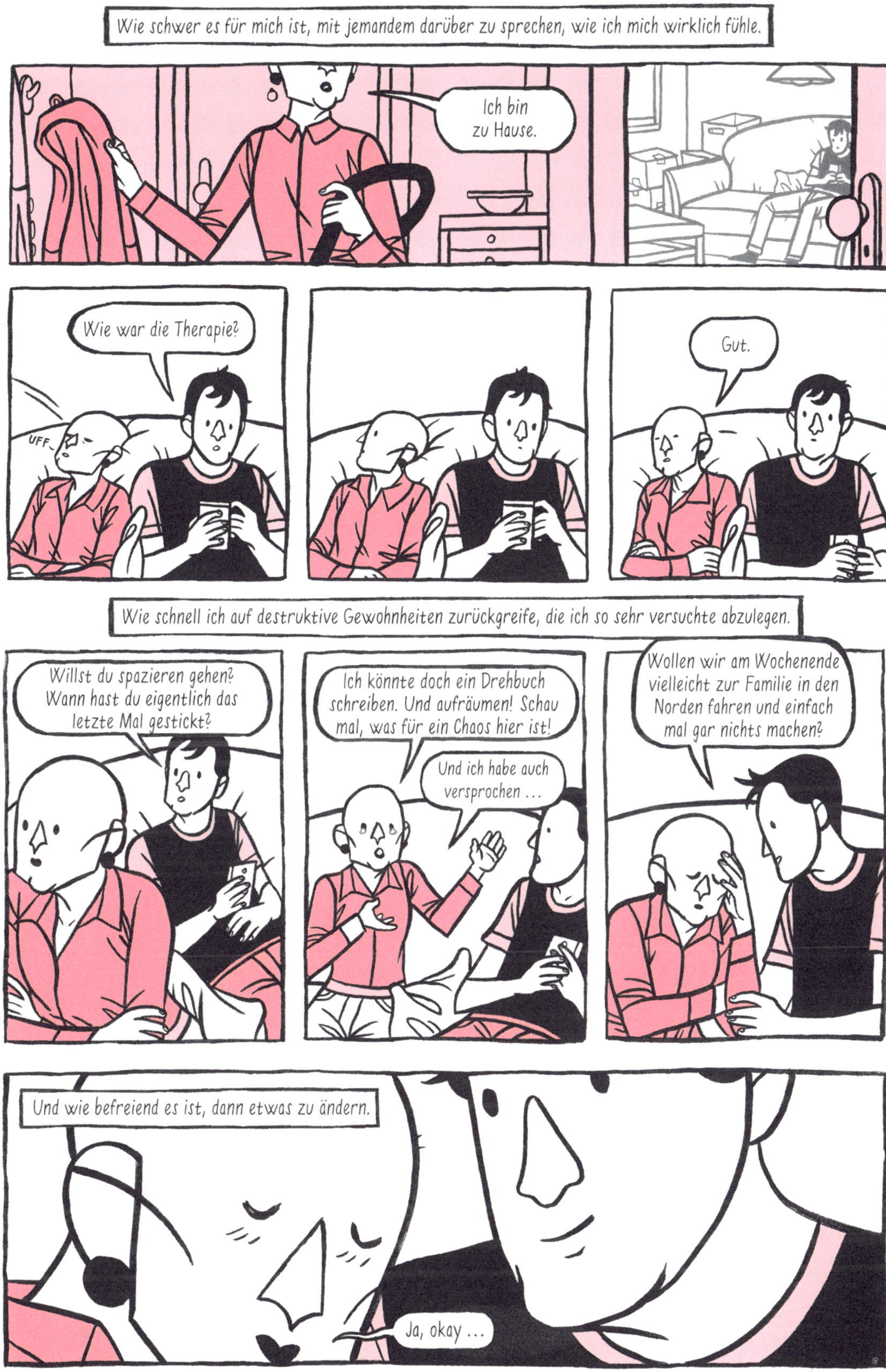
Wie schwer es für mich ist, mit jemandem darüber zu sprechen, wie ich mich wirklich fühle.
Ich bin zu Hause.
Wie war die Therapie?
UFF
Gut.
Wie schnell ich auf destruktive Gewohnheiten zurückgreife, die ich so sehr versuchte abzulegen.
Willst du spazieren gehen? Wann hast du eigentlich das letzte Mal gestickt?
Ich könnte doch ein Drehbuch schreiben. Und aufräumen! Schau mal, was für ein Chaos hier ist!
Und ich habe auch versprochen …
Wollen wir am Wochenende vielleicht zur Familie in den Norden fahren und einfach mal gar nichts machen?
Und wie befreiend es ist, dann etwas zu ändern.
Ja, okay …

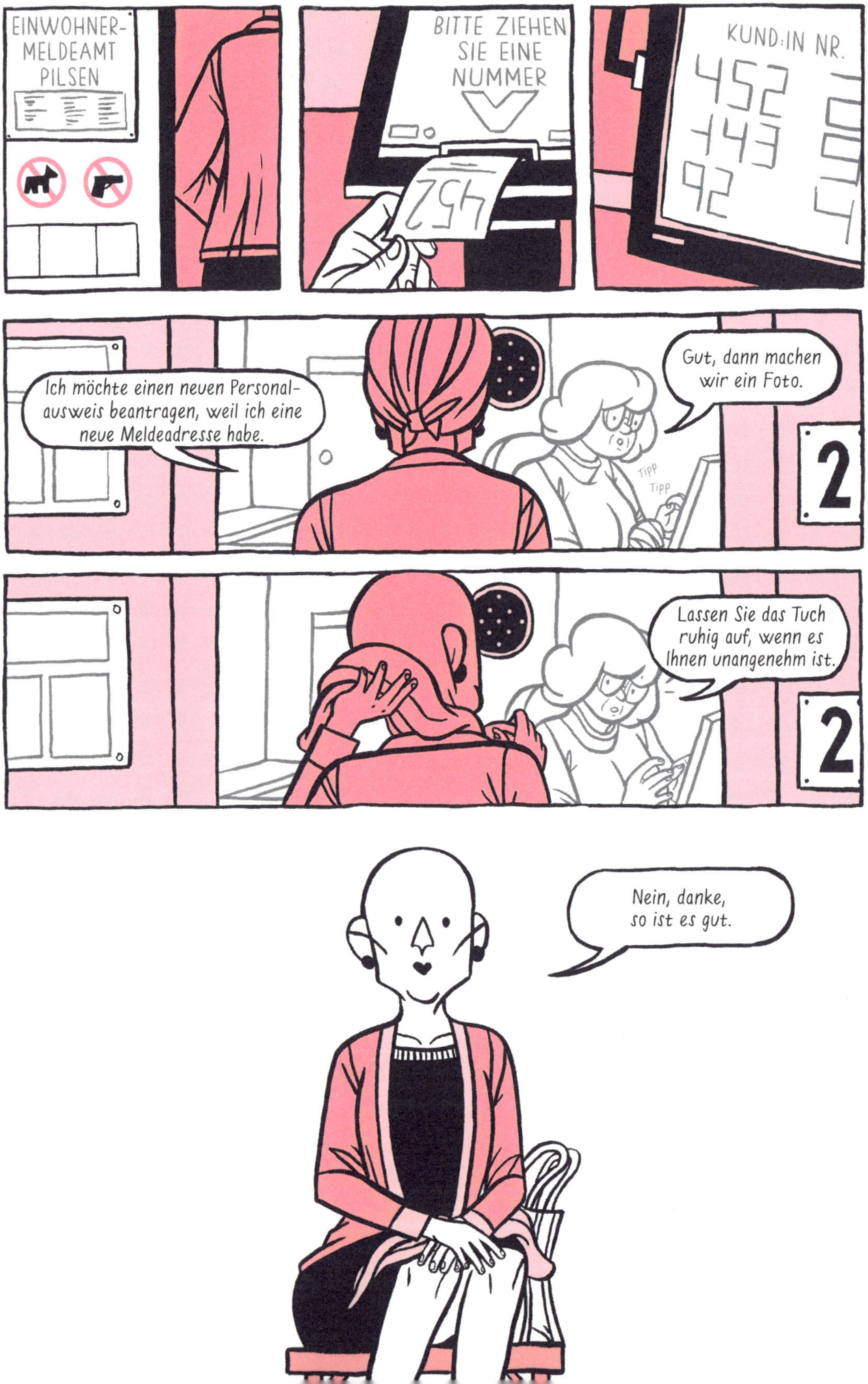
EINWOHNER-MELDEAMT PILSEN
BITTE ZIEHEN SIE EINE NUMMER
452
KUND:IN NR.
452
443
92
Ich möchte einen neuen Personalausweis beantragen, weil ich eine neue Meldeadresse habe.
Gut, dann machen wir ein Foto.
Tipp Tipp
2
Lassen Sie das Tuch ruhig auf, wenn es Ihnen unangenehm ist.
2
Nein, danke, so ist es gut.

Danksagung

Für meine engsten Freundinnen und Freunde und meine Familie, die in diesen schwierigen Zeiten für mich da waren, auch wenn es so schien, als würde ich niemanden um mich haben wollen. Ein riesiges Dankeschön an Štěpánka, die meinen Erinnerungen ein Gesicht gegeben hat.

Nachwort

Es ist jetzt vier Jahre her, dass mir Haare, Wimpern, Augenbrauen und Körperhaare ausfielen. Sie sind nie wieder zurückgekommen. Vielleicht habe ich mich damit abgefunden, aber es macht mich immer noch traurig, wenn ich mir alte Fotos anschaue. Immer wenn ich darüber nachdenke, komme ich zu dem Schluss, dass Alopezie für mich ein wirklich intensiver Kurs für persönliche Weiterentwicklung ist.

Ich war traurig, wütend, fühlte mich hässlich und zu Unrecht verurteilt. Nach einiger Zeit kam ich aber zu dem Punkt, dass es keinen Sinn hat, sich zu quälen.

Durch Alopezie habe ich gelernt, auf meinen Körper zu hören. Wenn ihm etwas nicht passt, meldet er sich. Und zwar deutlich. Ich lerne, dass viele meiner Freundinnen und Freunde sowie weitere Menschen in meinem Umfeld etwas Ähnliches erlebt haben oder gerade erleben. Oft vertrauten sie es mir erst an, als ich mich ihnen gegenüber geöffnet habe. Ich lerne, dass ich mich selbst eigentlich gar nicht so gut kenne und oft mehr an den Meinungen und dem Wohlbefinden anderer interessiert bin.

Wenn ich mir die Fotos anschaue, auf denen ich mich mit frisch rasiertem Kopf fotografiert habe und mein eigenes Lächeln sehe, wird mir etwas flau im Magen. Denn ich weiß, was sich alles hinter diesem Lächeln verborgen hat.

Wenn Alopezie auch dich begleitet, dann versuche, dich mit ihr anzufreunden. Es ist schwer. Aber sobald es dir gelingt, wirst du sie stolz und ohne Scham tragen. Die Sehnsucht wird nicht verschwinden, aber das ist in Ordnung. Man weiß nie, wann die Haare vielleicht zurückkommen.

Tereza, Oktober 2020

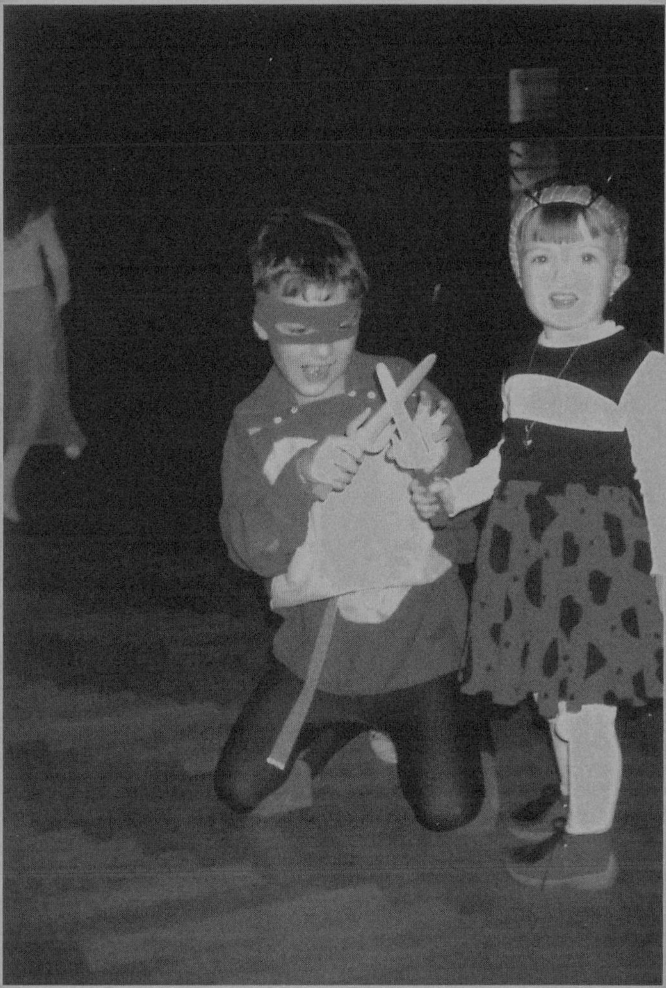

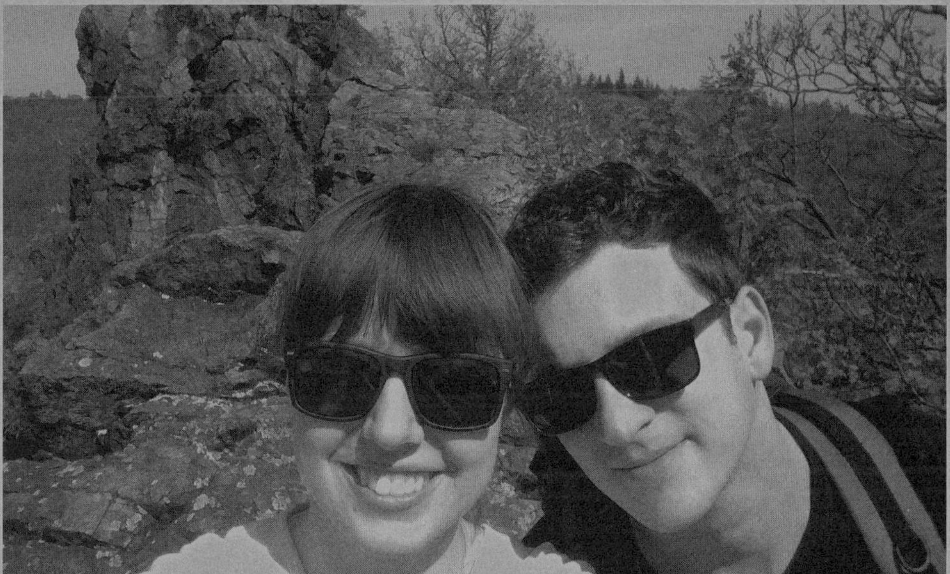

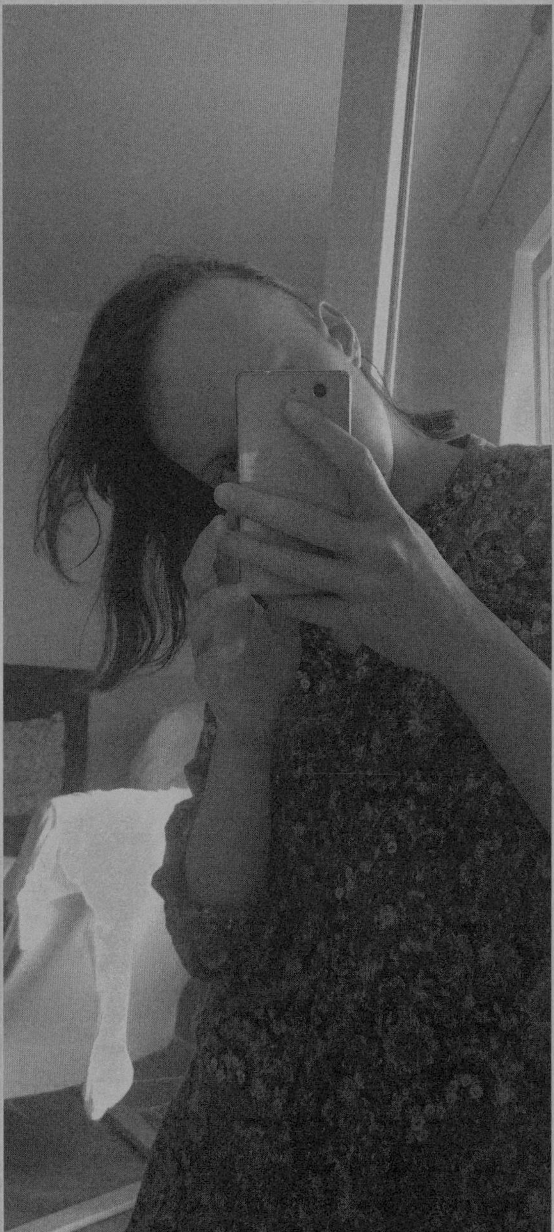
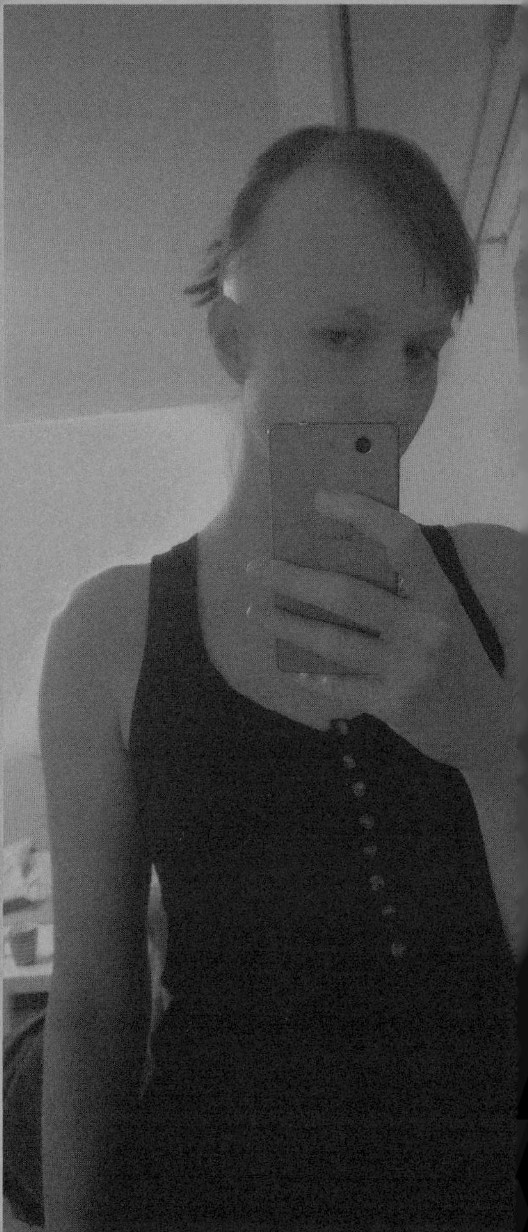

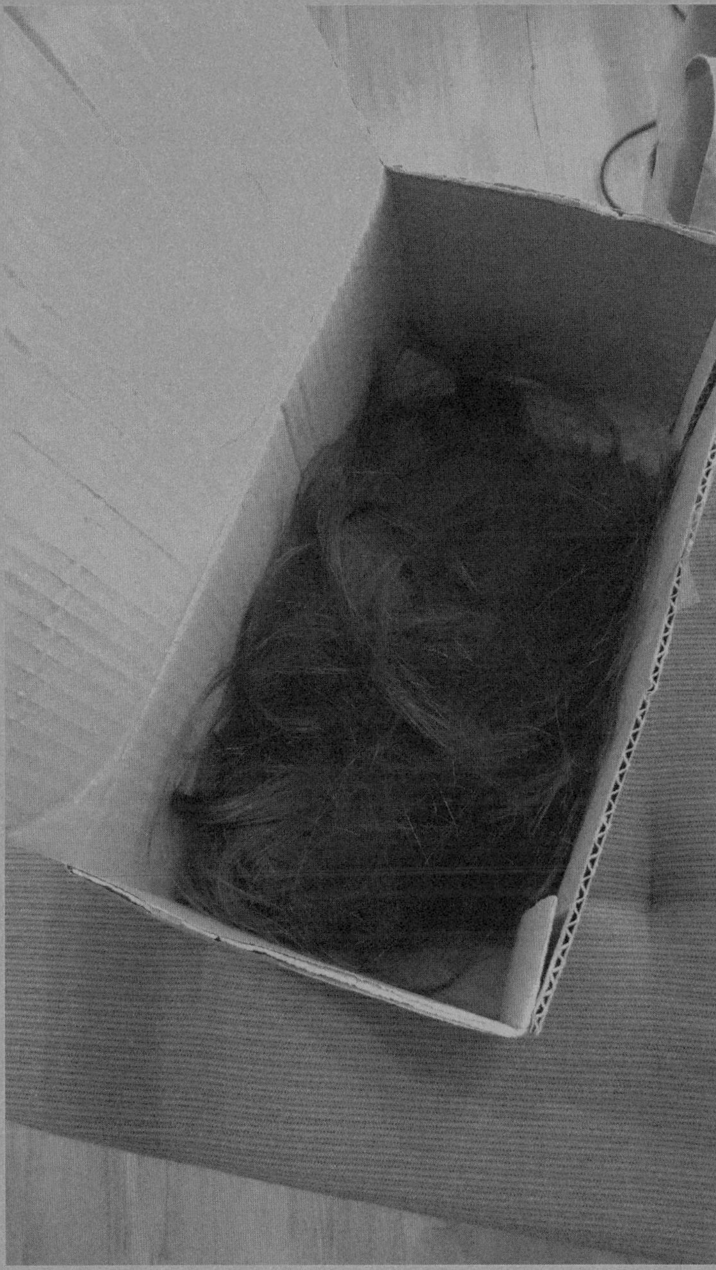

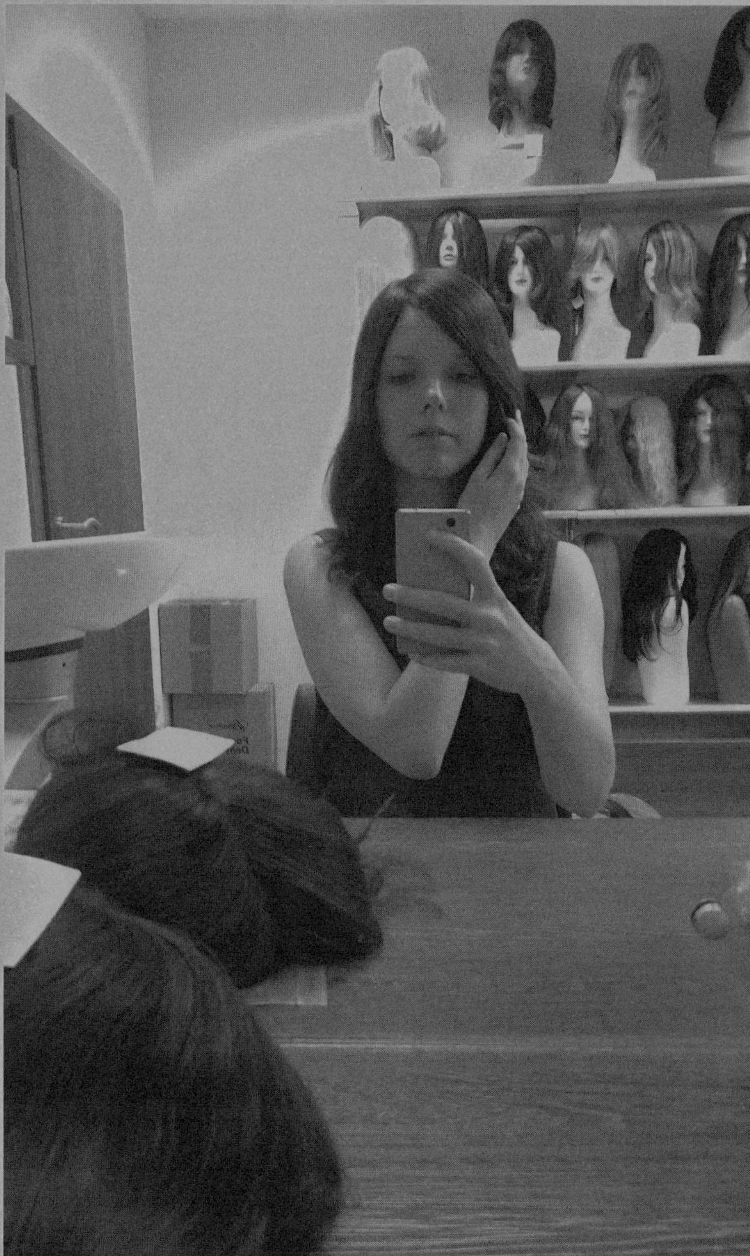

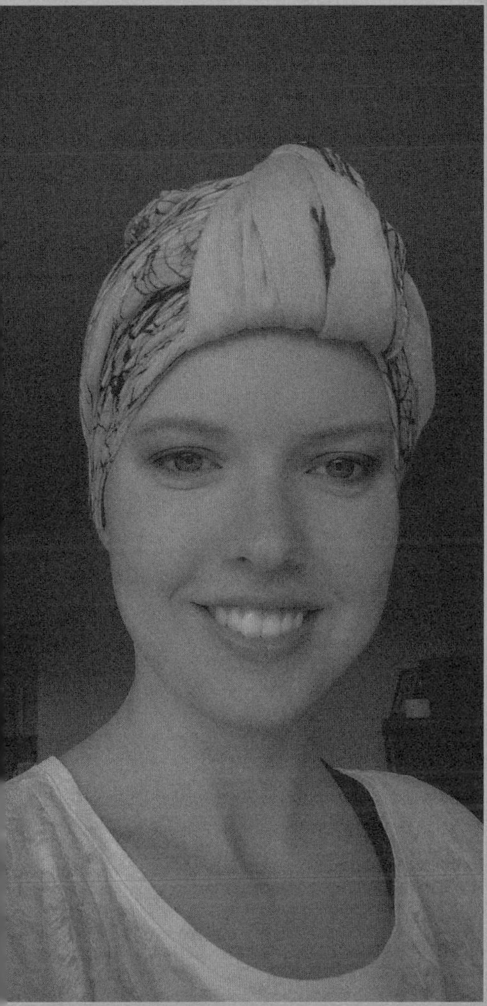
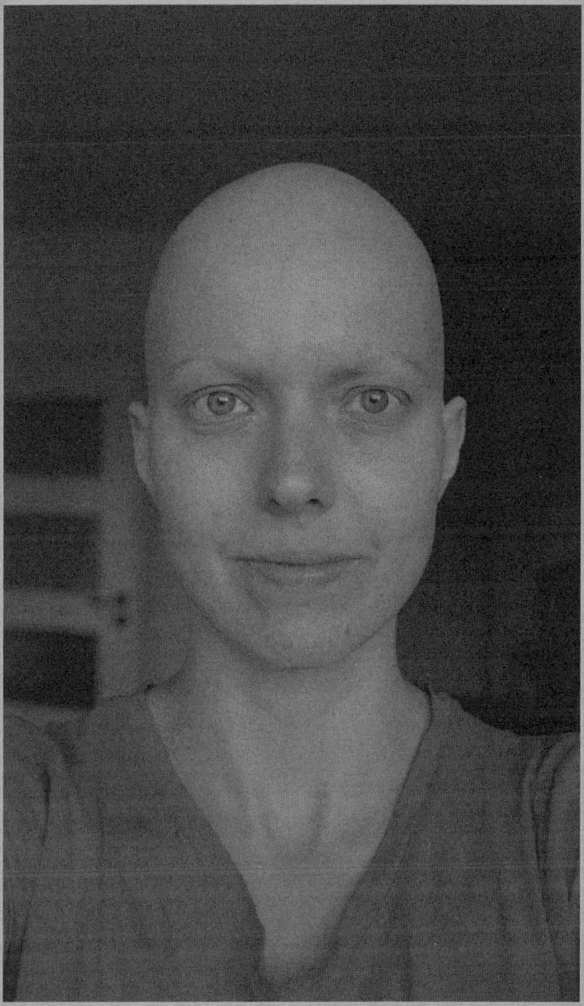

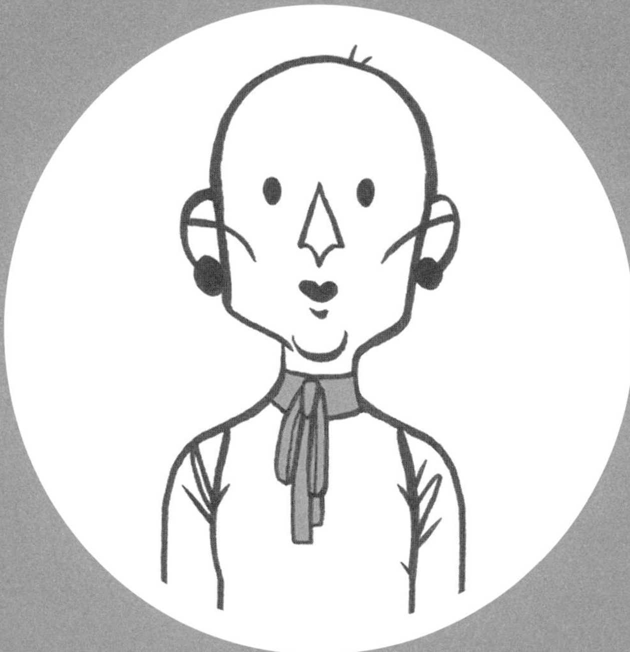

Tereza Drahoňovská (geb. 1990) hat schon lange keine Lust mehr darauf, Perücken zu tragen, spricht aber nach wie vor gerne über Alopezie und beantwortet neugierige Fragen. Sie studierte Journalismus und Medienwissenschaft an der Karls-Universität Prag und gründete gemeinsam mit Štěpánka Jislová den Verein **Laydeez do Comics Praha**, der die Arbeit von Comic-Autorinnen fördert.

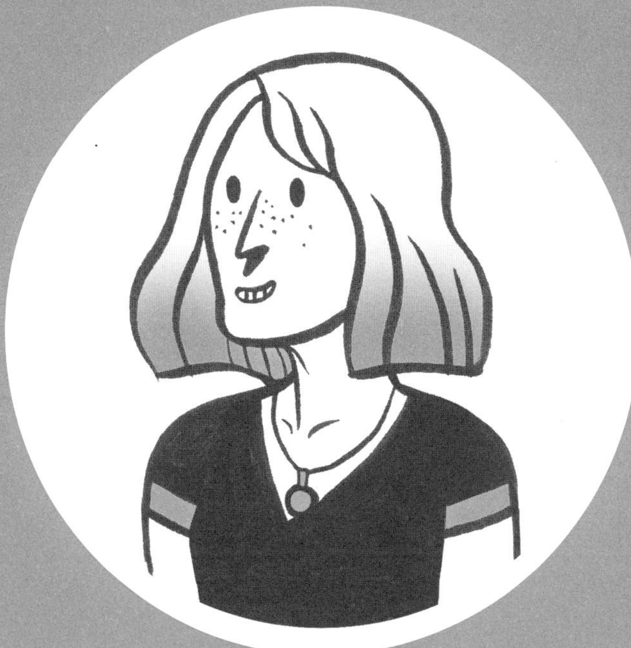

Štěpánka Jislová (geb. 1992) hat Design und Kunst an der Universität Pilsen studiert. Ihre kurzen Comic-Geschichten sind in einer Reihe tschechischer und internationaler Sammelbände erschienen. Sie war zum Beispiel an der Serie *Češi* (*Die Tschechen*) beteiligt und illustrierte den biografischen Comic *Milada Horáková*.

Tereza Drahoňovská & Štěpánka Jislová
Ohne Haare
© 2026 Kommode Verlag, Zürich
1. Auflage

Übersetzung: Kristin Altmann
Lektorat: Gabriella Gava
Korrektorat: Patrick Schär, torat.ch
Satz: Anneka Beatty
Druck: FINIDR
ISBN 978-3-905574-68-5

Verlag
Kommode Verlag
Stampfenbachstrasse 32, CH-8006 Zürich
+41 79 246 59 14
produktsicherheit@kommode-verlag.ch
www.kommode-verlag.ch/produktsicherheit

Produktsicherheit
Verantwortliche Person gemäss EU-Verordnung
2023/988 (GPSR):
GVA Gemeinsame Verlagsauslieferung Göttingen
GmbH & Co. KG
Postfach 2021, D-37010 Göttingen
+49 551 384 200 0
info@gva-verlage.de

This publication has been supported by the
Ministry of Culture of the Czech Republic.

MINISTRY OF CULTURE
CZECH REPUBLIC